K. Waibels Leitfaden

für die

Prüfungen der Hebammen

neubearbeitet und vermehrt

von

Prof. Dr. Ernst von Seuffert
Medizinalrat der Hebammenschule München

Mit 5 Tafeln

Siebente Auflage

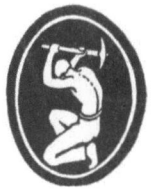

Springer-Verlag Berlin Heidelberg GmbH ⬥ 1923

Nachdruck verboten.
Alle Rechte, insbesondere das der Übersetzung in fremde Sprachen, vorbehalten.

© Springer-Verlag Berlin Heidelberg 1923
Ursprünglich erschienen bei J.F. Bergmann Bergmann, München 1923

ISBN 978-3-662-29808-4　　　ISBN 978-3-662-29952-4 (eBook)
DOI 10.1007/978-3-662-29952-4

Inhaltsverzeichnis.

	Seite
Vorrede zur ersten Auflage	V
„ „ zweiten „	VI
„ „ sechsten „	VII
„ „ siebenten „ (Neubearbeitung)	VII
Register	IX

Kapitel I.
Körperlehre 1

Kapitel II.
Schwangerschaft 32

Kapitel III.
Geburt 61

Kapitel IV.
Wochenbett 146

Kapitel V.
Pflege des Kindes 165

*Versate diu quid, ferre recusent
quid valeant humeri!*
Horaz.

Vorrede.

Die vorliegende Arbeit, welche sich hauptsächlich an das altbewährte Hebammenlehrbuch von Prof. Dr. Schultze und an die neue Dienstanweisung für die Hebammen anlehnt, kann und soll das Lehrbuch keineswegs ersetzen oder überflüssig machen, sondern in erster Linie einen bequemen Führer bei den alljährlich vorgeschriebenen Hebammennachprüfungen abgeben, in zweiter Linie vielleicht, insoferne in dem Schriftchen die neueren Fortschritte der Hebammenlehre möglichst berücksichtigt sind, zu den alten Lehrbüchern oder älteren Auflagen derselben eine auffrischende Ergänzung bilden.

Um mit der Frage- und Antwortsstellung der Hebammenschulen möglichst in Fühlung zu bleiben, habe ich den kgl. Professor der Hebammenschule in München, Herrn Dr. Stumpf, um gütige Revision meines Entwurfes ersucht und hat derselbe durch sein überaus liebenswürdiges Entgegenkommen und seine wertvollen Abänderungen, Zusätze und Ratschläge mich wesentlich unterstützt und dadurch zum besten und wärmsten Danke verpflichtet.

Möge mein Versuch, zur leichteren Fortbildung unseres Hebammenstandes einen anregenden Beitrag geleistet zu haben, mit geneigtem Wohlwollen entgegen genommen werden!

Günzburg, Weihnachten 1892.

Der Verfasser.

Vorrede zur zweiten Auflage.

Die wohlwollende Empfehlung, welche dem „Leitfaden für die Nachprüfungen der Hebammen" von Seite des Königlichen Bayerischen Staatsministeriums des Innern durch höchste Entschließung vom 6. Juli 1893 im Ministerialamtsblatte S. 171 zuteil wurde, die freundliche Aufnahme seitens der Fachgenossen, die große Beliebtheit in den Hebammenkreisen, sowie der schnelle Absatz der 1. Auflage dürften zur Genüge dartun, daß der Leitfaden als angenehmes und nützliches Hilfsmittel einem wirklichen Bedürfnisse entsprochen hat.

Zu einer wesentlichen Umarbeitung war deshalb keine Veranlassung gegeben, gleichwohl haben einige Stellen Ergänzungen und Zusätze erfahren und ist der neuen Auflage ein vollständiges alphabetisches Register beigegeben worden.

Dadurch wird hoffentlich die Brauchbarkeit des Büchleins erhöht und seinem Hauptzwecke: „der leichteren und gründlicheren Fortbildung des Hebammenstandes" noch besser dienen können.

Günzburg, Neujahr 1895.

Der Verfasser.

Vorrede zur sechsten Auflage.

Wie der Vergleich der neuen Auflage mit den früheren Auflagen erkennen läßt, hat die neue Aufgabe des Leitfadens durch Abänderungen und Ergänzungen zahlreicher Fragen und Antworten, sowie durch Hinzufügung neuer Fragen und Antworten eine wesentliche Umarbeitung erfahren. Dabei diente jedoch, wie in den bisherigen Auflagen, nachdem es ein eigenes Hebammenlehrbuch und eine eigene Hebammendienstanweisung für das deutsche Reich nicht gibt, das in Bayern gebräuchliche Lehrbuch und die 1909 teilweise abgeänderte bayerische Hebammendienstanweisung vom 9. Juni 1899 als Grundlage.

Bei Umarbeitung des Werkes hat mich wiederum der kgl. Universitätsprofessor und Professor der Hebammenschule in München, Herr Dr. Max Stumpf, in liebenswürdigster Weise durch sachgemäße Abänderungs= und Zusatzvorschläge wesentlich unterstützt und dadurch zum wärmsten Danke verpflichtet.

Der Verfasser.

Vorrede zur Neu-Bearbeitung.

Das diesem Leitfaden von Herrn Medizinal=Rat Dr. K. Waibel zugrunde gelegte Prinzip hat sich in sechs Auflagen so bewährt, daß ich nichts daran ändern zu dürfen glaubte.

Dagegen mußten die einzelnen Fragen und Antworten teils erweitert, teils durch ganz neue ergänzt werden: Einmal, weil gerade im letzten Jahrzehnt verschiedene wissenschaftliche Forschungs=Ergebnisse erzielt wurden, z. B. bezüglich der Entstehung der Monats=Blutungen, die jetzt auch im Hebammen=Unterricht berücksichtigt werden müssen.

Dann aber auch, weil sich erfreulicherweise das Niveau des Schülerinnen=Materials durch zahlreichen Zugang aus Kreisen mit höherer Schul=Bildung so gehoben hat, daß eine Reihe der einschlägigen Fragen jetzt auch im Hebammen=Unterricht weit eingehender behandelt werden kann und muß.

Endlich schien es mir auch zweckmäßig, einiges ausführlicher zu behandeln oder neu aufzunehmen, weil es in den Hebammen-Lehrbüchern der anderen Bundes-Staaten, vor allem im preußischen, eingehender berücksichtigt ist, als in dem diesem Büchlein ursprünglich zugrunde gelegten Lehrbuch von B. S. Schultze.

Herrn Medizinalrat Dr. K. Waibel möchte ich an dieser Stelle meinen herzlichen Dank aussprechen für das Vertrauen, mit dem er mir die Neubearbeitung dieses so bewährten Buches überlassen hat, und dem Verlag für das Entgegenkommen, das er mir bei der Ausstattung und Drucklegung in jeder Beziehung bewiesen hat.

München, Sommer 1923.

Ernst von Seuffert.

Register.

Die im Register angegebenen Ziffern verweisen auf die Fragezahlen (Fr.).

Abfallen des Nabelschnurrestes 367.
Abfluß des Fruchtwassers 93. 160. 270. 284.
Abführmittel 224. 329. 395.
Abgang des Eies 52. 292.
Abgang der Nachgeburt 186.
Ablassen des Urins 164. 224. 293. 349.
Abnabeln 178—180.
Abnahme der Nachgeburt 187. 189. 191.
Abort siehe Fehlgeburt.
Abreißen der Nabelschnur 198. 276.
Abschnitte des Verdauungs-Apparates 48.
Absterben der Frucht in der Schwangerschaft 73. 266. 291.
Absterben der Frucht während der Geburt 266. 269.
Achselhöhlengegend 18.
Aderknoten 63. 75. 95. 181. 225.
Adern 17. 44. 89. 95.
Äußere Blutung 195. 286. 289. 294. 285.
Äußere Drehung des Kopfes 148. 231—235.
Äußere Geschlechtsteile 38. 75. 130. 157. 225. 281. 284. 285. 286. 298.

Äußerer Muttermund 39. 82. 95. 146. 153. 154. 160. 201. 219. 278. 280. 284. 292. 294.
Äußere Untersuchung 100—111. 130. 155. 157. 164.
Äußere Wendung 257. 278.
After und Aftergegend 38. 157. 171. 237. 238. 269. 384. 400.
Amme 309.
Angeborene Fehler 384.
Angeschwollene Brüstchen der Kinder 394.
Ankleiden des Kindes 164. 184. 370.
Anlegen des Kindes 312—319.
Ansteckung 57—60. 159. 325. 341. 343. 348. 367. 390. 403.
Ansteckende Krankheiten 57—60. 62. 175. 348. 367. 391. 403.
Ansteckende Geschlechtskrankheiten 61. 62. 348.
Anzeige des Kindbettfiebers 344. 345.
Arme 4. 40. 242.
Armvorliegen, Armvorfallen 264. 265.
Arten der Geburt 133. 134.

Arzt rufen! 130. 159. 191. 195. 218. 224. 227. 236. 242. 257. 265. 274. 275. 276. 280. 282. 285. 288. 293. 295. 296. 297. 298. 299. 304. 308. 323. 336. 340. 344. 346. 373. 374. 385. 387. 391. 392. 393. 397. 400. 401. 402.
Atmung 45. 46. 88. 240. 377.
Aufhören der Regel 52. 75. 332.
Aufstehen der Wöchnerin 331.
Augenentzündung der Neugeborenen 175. 389. 390. 391.
Augengegend 8.
Ausfluß aus den Geschlechtsteilen 55. 60. 61. 93. 130. 194. 195. 201. 292. 307. 323. 327. 340. 348. 390.
Ausgang des Beckens siehe Beckenausgang.
Ausgetragenes Kind 87.
Ausleerungen des Kindes 372. 373. 375. 393.
Ausspülung der Scheide 195. 325.
Ausstopfung der Scheide 195. 281. 282. 293.
Austreibende Wehen 142. 190. 224.
Ausziehen des Kindes bei vorangehendem oder nachfolgendem Kopfe 173. 242.

Backengegend 8.
Bad der Schwangeren 130.
Bad der Gebärenden 218. 224.
Bad des Kindes 369. 379.
Bad der Hebamme 346.
Bänder zum Unterbinden der Nabelschnur siehe Nabelschnurband.
Bauch 16. 20. 21. 95. 100. 102. 201. 224. 328.

Bauchbinde bei Entbundenen 328.
„ „ Schwangeren 130.
Bauchdecke s. Bauch.
Bauchhöhle 6. 21. 95. 276. 284. 299.
Bauchhöhlenschwangerschaft 73. 284. 299—303.
Bauchlage der Frucht 248.
Bauchpresse 139. 171. 257. 291.
Bauchschmerzen bzw. Unterscheidung derselben von Wehen 54. 140. 292. 296. 308. 323. 340.
Becken 22—37.
Beckenausgang 32. 33. 108. 206/III.
Beckendurchmesser 31. 33. 206. 209. 211. 212. 231.
Beckeneingang 32. 33. 151. 166. 212. 250.
Beckenendlage der Frucht 125. 165. 237—246.
Beckenenge 32. 33. 128. 208—214. 258.
Beckenhöhle 22. 34. 75. 104.
Beckenkanal 32. 34.
Beckenknochen 22. 23.
Beckenmessung 33. 155. 160. 212.
Beckenmitte, Beckenweite 32. 33. 203. 216.
Beckenneigung 35. 209. 215.
Beckenring 22. 26.
Becken, unregelmäßiges 203. 204.
Befruchtung 53. 65.
Beginn der Geburt 154.
Behandlung der Geburt 155—173.
Behandlung der Neuentbundenen 185. 191. 308. 314.
Behandlung der Wöchnerin 323 bis 336.
Bein 41. 195. 205.
Beischlaf 55. 65. 70. 291.
Bekleidung 130. 370.

Belebung scheintoter Kinder 379 bis 383.
Berechnung der Schwangerschaft 68 bis 70.
Besichtigung der Schwangeren 103.
Besichtigung der Nachgeburt 188. 323.
Bettunterlagen siehe Unterlagen.
Bewegungen der Frucht 69. 75. 86. 89. 103. 111. 124—129. 200. 258. 266. 267.
Bewußtlosen, Behandlung von 304.
Bildungsfehler 109. 223. 384.
Binde siehe Bauchbinde.
Blase, Entleerung der 63.
Blasenmole 291. 294.
Blasensprung 158. 160. 242. 250. 257. 264. 265. 270. 277. 278. 280. 284.
Blasser Scheintod 379—381.
Blut-Bestandteile 43.
Blutabgang siehe Regel, Blutung 56.
Blutadern (siehe Adern).
Blutaderknoten siehe Aderknoten.
Blutgefäße 44, siehe auch Adern.
Blutgeschwulst 95. 153. 225. 269. 286. 385.
Blutkreislauf 44.
Blutmole 291.
Blutung 185. 189. 191—196. 286 bis 295.
Blutungen bei Nichtschwangern 51—55. 334. 335.
Blutungen in der Schwangerschaft 286. 287. 289—293.
Blutungen während der Geburt 193—196. 278. 280. 282. 285. 286. 294.
Blutungen im Wochenbette 191 bis 195. 336.

Blutungen nach dem Wochenbette 335.
Bogenlinie 30.
Breite des Beckens s. Querdurchmesser des Beckens.
Breite der Gebärmutter 95. 103. 250. 258.
Bruch 303. 388. 401.
Brust 16.
Brüste 18. 75. 82. 95. 100. 101. 130. 312—322. 341. 342. 343. 394.
Brustbein und Brustgegend 18.
Brusthöhle 6. 18.
Brustkorb 4.
Brustwarzen siehe Brüste.

Credésche Einträufelung 175 bis 177. 390.
Credéscher Griff 189. 190.

Damm 38. 157. 168—173. 201. 225. 284. 306. 323.
Dammriß 201. 284—295. 323.
Dammschutz 168—173. 323.
Darm 21. 329. 372. 373. 393. 395.
Darmbein gleich Hüftbein.
Darmkatarrh der Kinder 361. 373. 374. 393. 395.
Dauer der Geburt 147. 217. 223. 224.
Dauer der Schwangerschaft 68.
Desinfektion der Hebamme, Schwangeren, Kreißenden und Wöchnerin 155. 156. 157. 164. 323. 325. 343. 349.
Desinfektionskästchen 158. 164.
Doppelbildung 226. 239.
Drehung des Kopfes 151. 152. 209—211. 231—236.
Drehung der Nabelschnur 89. 291.

Drillingsschwangerschaft 291.
Durchfall der Kinder f. Darmkatarrh.
Durchbruch der Zähne 364.
Durchmesser des Beckens f. Beckendurchmesser.
Durchmesser des Kindskopfes 15.
Durchschneiden des Kopfes 171. 284.
Durchschneiden der Schultern 173.
Durchschneiden bzw. Abreißen der Nabelschnur 182. 276.

Ei 39. 52. 53. 65. 75. 84. 85. 90. 284. 291. 292.
Eierstock 39. 52. 222. 284.
Eierstockbläschen 52. 53.
Eierstockschwangerschaft 73. 284.
Eiförmiges Loch 24. 33.
Eihäute 85. 90. 94. 187. 188. 194. 270.
Eileiter 39. 52.
Eileiterschwangerschaft 73. 284.
Einführen der Finger zum Untersuchen 107. 158. 159. 164. 189. 212. 281. 339. 343. 346.
Eingang des Beckens f. Beckeneingang.
Eingang der Scheide f. Scheideneingang.
Eingeweide 5. 18. 21. 37.
Einkeilung des vorliegenden Kindesteiles 151. 217.
Einlauf 164. 224. 293. 329. 330. 395.
Einriß des Dammes f. Dammriß.
Einriß der Gebärmutter 217. 284. 295—297.
Einriß der Scheide 190. 194. 284. 294.

Einschnürungsring 185. 297.
Einspritzungen 195. 224. 325.
Eisumschläge 195.
Eiterung in den Augen Neugeborener f. Augenentzündung.
Eiterung aus der Scheide f. Ausfluß aus den Geschlechtsteilen.
Eklampsie 303. 304.
Ellbogenbein 40. 250.
Ellbogengelenk 42.
Empfängnis 4. 65. 66.
Enge des Beckens 204—208 siehe Beckenenge.
Enge der Schamspalte 225. 284.
Englische Krankheit 205. 206. 216.
Entbindung gleich Geburt oder Niederkunft.
Entfernung der Nachgeburt 185 bis 196.
Entleerung von Blase und Mastdarm 163.
Entwicklung der Arme und des Kopfes 173. 242.
Entwicklung des Eies und der Frucht 73. 86—96.
Entwicklung der Knochen 3.
Entzündung der Augen f. Augenentzündung der Neugeborenen.
Entzündung der Brüste der Wöchnerinnen 337. 341—343.
Entzündung der Brüste der Neugeborenen 393.
Entzündung der Gebärmutter 61. 185. 291. 339.
Erbrechen der Schwangeren 75. 130.
Erbrechen des Kindes 393.
Erkennung ansteckender Krankheiten 62.
Erkennung der Kindeslagen 231 bis 260.

Erkennung der Kinds-Lage am Kind 199.
Ernährung 47. 48. 352—359.
Eröffnende Wehen 142. 146. 147. 224.
Erschlaffung, Ermüdung der Gebärmutter 202. 209. 217. 219—222.
Erstickung des Kindes 217. 239. 240. 266.
Erstgebärende 129. 130. 147. 165. 225.
Erstschwangere 67. 82.
Erweiterung des Muttermundes 82. 146. 154. 155. 160. 165. 201. 178.

Fäulnis der Frucht 269.
Fallsucht 252. 321.
Falsches Wasser 93.
Fehler, angeborene, der Neugeborenen 378.
Fehlgeburt 134. 290—293. 337.
Ferse 41. 247.
Fieber der Schwangeren 291. 303.
Fieber der Kreißenden 291. 294. 303.
Fieber der Wöchnerinnen 298. 323. 337. 339. 340. 343—345.
Fingerglieder und Gelenke 40. 42.
Fleisch gleich Muskeln.
Fleischmole 288.
Flockenhaut 90. 91.
Fluß, weißer 61. 348.
Fontanellen 11. 12. 13. 14. 231. 232.
Form der Gebärmutter 5. 39. 219. 256. 258.
Fortpflanzung 67.
Frauen-Milch 310.
Fragen, wichtige, bei Übernahme eines jeden Falles 63.

Friesel 324. 398.
Frucht 72. 85. 86.
Fruchtbewegungen s. Bewegungen des Kindes.
Fruchtentwicklung 86—94.
Frucht, Haltung derselben 18. 19. 121. 226. 276.
Frucht, Herzschlag derselben 106. 237.
Frucht, Lage derselben 102. 103. 112—116. 121—126. 200—203. 226. 230—238. 242. 246—250. 270.
Frucht, Lebensfähigkeit derselben 86.
Frucht, Tod derselben 258. 266. 269. 291.
Fruchtumhüllungen 89—92.
Fruchtbarer Beischlaf 69—70.
Fruchtblase 92. 154. 160. 218. 242. 257. 265. 272. 278.
Fruchtkuchen gleich Mutterkuchen.
Fruchtwasser 92. 104. 124. 127. 154. 160. 270—272. 291.
Frühgeburt 134. 290—293.
Führungslinie 34. 168.
Fuß 41. 119. 123. 246. 247.
Fuß, Vorliegen und Vorfallen derselben 264. 265.
Fußgeburt und Fußlage 227. 246. 247. 270.
Fußgelenke 42. 216.

Gebärbett 130. 155. 164. 165. 242.
Gebärende 147. 165.
Gebärmutter 39.
Gebärmutterausfluß s. Ausfluß aus den Geschlechtsteilen.
Gebärmutterbänder 110. 297. 306.
Gebärmutterblutung s. Blutung.
Gebärmutterentzündung s. Entzündung der Gebärmutter.

Gebärmuttergeräusch 75. 111.
Gebärmuttergröße s. Größe der Gebärmutter.
Gebärmuttergrund, Hals, Halskanal, Höhle, Körper 39. 82. 105. 123. 127. 160. 173. 185. 190. 217. 284. 286.
Gebärmutterkrampf s. Krampfwehen.
Gebärmutterkrebs 55. 291.
Gebärmutterlähmung, -Ermüdung s. Erschlaffung.
Gebärmutterrückwärts- und Vorwärtsbeugung 219.
Gebärmutterschiefheit 219. 223. 258.
Gebärmutter-Stand in den verschiedenen Schwangerschaftsmonaten 96.
Gebärmutterveränderungen in der Schwangerschaft 95. 160. 201.
Gebärmuttervorfall 219. 291. 298.
Gebärmutterzerreißung 210. 217. 284. 294—297.
Gebärmutterzusammenziehungen s. Wehen.
Geblüt s. Regel, Blutung.
Geburt 132. 164. 165.
Geburtsarten 133. 134.
Geburtsdauer 147.
Geburtsgeschwulst 151. 153. 200. 231—233. 266. 269. 297. 385.
Geburtslager s. Gebärbett.
Geburtsmechanismus 148. 151. 209 bis 212. 215. 231—238. 242. 246—250. 257.
Geburtsperioden 145. 146. 227.
Geburtsschmerzen s. Wehen.
Geburtsteile gleich Geschlechtsteile.
Geburtsverlauf s. Geburtsmechanismus.

Geburtsverzögerung 151. 191. 202. 209. 217. 219—227. 236. 257. 258. 265. 270. 277. 278.
Geburtswehen s. Wehen.
Geburtszeiten 145. 146.
Gefäße s. Adern.
Gelbsucht der Neugeborenen 365. 366.
Gelber Körper 52.
Genußmittel 47.
Geradlagen 113—115. 125.
Gerippe 2.
Geschlechtsreife 51. 67.
Geschlechtsteile 38. 39. 75.
Geschlechtsunterscheidung der Frucht 86. 87.
Geschwüre an den Geschlechtsteilen 61. 103. 323. 348.
Geschwüre am Nabel 387.
Geschwulst der Geschlechtsteile 61. 95. 160. 286. 323. 348.
Gesicht 7.
Gesichtsgeburt 233—236.
Gesichtsgeschwulst s. Geburtsgeschwulst.
Gesichtslage 227. 234—236.
Getränke für Schwangere 130.
Getränke für Gebärende 167.
Getränke für Wöchnerinnen 327.
Gewicht des Neugeborenen 87. 360.
Gichter gleich Fraisen und Krämpfe 397.
Gliedmaßen 40—42. 216.
Gliedmaßen, Verfall derselben 264. 265.
Gneis 399.
Griffe, die 4 Handgriffe 104—108. 159. (Siehe auch Abbildungen am Schlusse.)

Größe, übermäßige des Kindes 1. 11. 226. 284.
Größe der Gebärmutter 75. 95. 105. 194. 223. 258. 270. 331.
Grund der Gebärmutter s. Gebärmuttergrund.

Haare der Frucht 86. 87.
Hängebauch 103. 130. 215. 258.
Häute des Eies s. Eihäute.
Hals 17.
Halswirbel 4.
Haltung des Kindes 118. 119. 120. 121. 202. 227. 270.
Hand, Handrücken, Handwurzel 40.
Handgelenk 42. 216.
Handgriffe s. Griffe.
Hand, Vorliegen und Vorfall derselben 264. 265.
Harnablassen 164. 185. 194. 223. 224. 323. 349. 351.
Harnblase 37.
Harnröhre, Harnröhrenöffnung 38. 349.
Harnverhaltung 130. 185. 223. 225.
Hartwerden der Gebärmutter bei Wehen 140. 185. 220. 308.
Hasenscharte bei Neugeborenen 384.
Hauptfontanelle 11.
Hauptnaht 10. 12. 209. 210.
Haut 5. 101. 103. 307. 324. 365.
Haut der Neugeborenen 86. 87. 365. 400. 403.
Hautschmiere 86. 92. 198.
Hautstriemen der Schwangeren 75. 82. 95. 103. 201.
Herausdrücken der Nachgeburt 189. 190.
Herz 44.

Herztöne 75. 79. 81. 83. 111. 135. 200. 231—238. 260. 266—269.
Herzschlag des Kindes 106. 237.
Hilfeleistung bei Blutung s. Blutung.
Hinterhaupt 209. 210.
Hinterhauptbein 9. 10. 12. 15.
Hinterhauptgegend 8.
Hinterhaupts-Lagen 150.
Hinterhauptnaht 10. 12.
Hoden 87.
Höhle der Gebärmutter s. Gebärmutterhöhle.
Hohlhand 40.
Hüftbein, Hüftbeinkamm, Hüftbeinspitze 23. 24. 216.
Hüftgegend 25. 216.
Hüftgelenk 42.

Innere Blutung 195. 286.
Innere Geschlechtsteile 39.
Innere Untersuchung 139. 155. 158—162. 164. 323.
Innerer Muttermund 39. 82. 158. 219. 292.
Jungfernhäutchen 38. 160.

Käseschleim gleich Kindsschleim s. Hautschmiere.
Kalendermonate 68. 69.
Kanal des Beckens s. Beckenkanal.
Kanal des Mutterhalses 39. 82. 219. 284.
Kanal der Scheide s. Scheidenkanal.
Katheter 350 s. Harnablassen.
Kehle, Kehlkopf mit Kehlgrube 17.
Kennzeichen s. Zeichen.
Kind, reifes 87.
Kindbettfieber 60. 243—245. 298. 323. 337—339. 340.

Kindsbewegungen 69. 70. 75. 86. 103. 127—129. 200. 269—270.
Kindsgeschwulst siehe Geburtsgeschwulst.
Kindskopf 7—12. 15.
Kindskopf, Herausbeförderung bei Steißlagen 242.
Kindslage 75. 95. 105. 112. 124. 194. 223. 258. 259. 270. 331.
Kindspech 198. 237. 265. 268.
Kindspflege s. Pflege des Kindes.
Kindsschleim 86. 92. 198.
Kindsteile 75. 79. 85. 106—109. 119. 231—234. 248. 260.
Kindswasser s. Fruchtwasser.
Kindswehen s. Wehen.
Kinn 233—236. 242.
Kitzler 38.
Kleidung der Hebamme 156, 164. 339.
Kleidung des Kindes 164. 184. 370.
Kleidung der Kreißenden 155. 343.
Kleidung der Schwangeren 130.
Klistier s. Einlauf.
Kniegeburt 246. 247.
Kniegelenk 42.
Knielage 227. 246. 247.
Knochenbrüche 401.
Knocheneindruck 209. 217.
Knochen-Entwicklung 3.
Knochenerweichung 216.
Knochengerüst 4.
Knochenring s. Beckenring.
Knochenschale des Schädels 9.
Knöchel 67.
Körper-Höhle 6.
Körperlehre 1—45.
Körperschwäche 223. 291. 321.
Körperwärme 323. 341.
Kontrolle der Wehen 141.

Kopf 1. 5—10. 15.
Kopfdrehung s. Drehung des Kopfes.
Kopfdurchmesser des Kindes 15.
Kopfgeschwulst siehe Geburtsgeschwulst.
Kopf-Blut-Geschwulst 386.
Kopfhaut 269.
Kopfknochen 9—12. 217. 269.
Kopflage gleich Schädellage 114. 115. 122. 123. 125. 151. 231. 232. 259. 266. 278.
Kopfnähte 4. 9. 87. 217.
Krämpfe der Kreißenden und Wöchnerinnen 143. 185. 217. s. auch Wehen 277. 303.
Krämpfe der Kinder 127. 397.
Krampf-Wehen 144.
Krankheiten der Kreißenden 61. 202. 223. 291. 303.
Krankheiten der Neugeborenen 377 bis 403. Speziell 376.
Krankheiten der Schwangeren 61. 130. 288. 348.
Krankheiten der Wöchnerinnen 60. 61. 321. 323. 337. 339—344.
Kranz oder Kronennaht 10.
Kreuzbein 4. 22. 27. 30. 39. 160. 216.
Kreuzgegend 17. 140. 215.
Kronennaht s. Kranznaht.
Künstliche Ernährung des Säuglings 352. 359.

Lage der Frucht s. Kindslage.
Lage der Gebärmutter 39, 219.
Lagerung der Kreißenden 164. 165. 171. 195. 218. 257. 265. 274. 288. 295.
Lagewechsel der Frucht 125. 129.
Lebensfähigkeit des Kindes 86.

— XVII —

Lebensgefahr des Kindes während der Geburt 266.
Lebensregel für Schwangere 130.
Lebensregel für Stillende 327.
Lebensregel für Wöchnerinnen 323 bis 335.
Lebensschwäche 377.
Lebenszeichen der Frucht 75. 200.
Leber 20. 48.
Lederhaut 90—94.
Leibbinde f. Bauchbinde.
Leibschäden 303. 388.
Leibschmerzen 54. 140. 292. 296. 297. 308. 323. 341.
Leibwäsche 30. 155. 341. 343. 370.
Leistenbrüche f. Leibschäden.
Leistengegend 21. 110.
Leistenkanal 39.
Lendengegend 21. 140. 216.
Lendenwirbel 4. 20. 27.
Linkes Händchen, Vorfall bei 255.
Lippengegend 8.
Lochien gleich Wochenfluß.
Lösung der Arme 173. 242.
Lösung des ganzen Eies 292.
Lösung der Nachgeburt 185—190. 279.
Luftröhre 17.
Lungen f. Atmung.
Lustseuche 61. 291. 321. 348.
Lysollösung oder Kresolseifenlösung (Liquor Kresoli saponatus), letzterer ebensogut und billiger.

Magen 21. 48. 361. 373. 393.
Magen- oder Herzgrube 20. 21. 95. 104.
Mastdarm 21. 39. 48. 198. 225. 293. 303.
Mehlnahrung für Kinder 359.

Mehrfache Schwangerschaft 259 bis 263. 291.
Mehrgebärende 95. 128. 147. 154. 171.
Messung des Kindes 87.
Milch 307. 309. 352—357.
Milchabsonderung 95. 195. 307. 316. 319. 323. 332. 333.
Milchdrüsen f. Mutterbrust.
Milchzucker 356.
Milz 21.
Mißgeburt 109. 226. 384.
Mißgestalt des Beckens 203—218.
Mitpressen 139. 165. 166. 171. 242.
Mittelfleisch gleich Damm 38.
Mittelhand 40.
Mittellinie des Beckens gleich Führungslinie 34.
Mole, Molenschwangerschaft 291. 294.
Monate; Kalender-Mondsmonate 68.
Monatliches, Monatsfluß 51. 75. 333. 335.
Mündung der Harnröhre 38. 349.
Mundgegend 8.
Mundschwämmchen der Neugeborenen, Soor, Heb, Kurves, Mehlmund 392.
Mutterbänder 39. 297. 306.
Mutterbrust 18. 101. 303—322. 337. 341—343.
Muttergrund f. Gebärmuttergrund.
Mutterhals, Mutterkörper f. Gebärmutterhals, -Körper, Mutterkranz (darf die Hebamme nie verordnen).
Mutterkuchen 88. 89. 91. 94. 187. 279. 291. 294. 370; f. auch Nachgeburt.

Muttermilch 309—323.
Muttermund 39. 82. 95. 134. 144. 146. 148. 153. 154. 160. 278. 279. 284. 292. 294.
Muttermundslippen 39. 195. 297.

Nabel 21. 78—83. 95. 105. 231. 237. 238. 367. 387.
Nabelbändchen s. Nabelschnurband.
Nabelblutung 182. 387.
Nabelbruch 388
Nabelentzündung 387.
Nabelgegend 21.
Nabelgeschwür 198. 367. 398. 387.
Nabelpfropf und Nabelring 21.
Nabelschnur 85. 89. 94. 174. 198. 266. 269—273. 291. 367.
Nabelschnurband 156. 181. 182. 368.
Nabelschnurgeräusch 75. 111. 200. 266. 269.
Nabelschnurrest 198. 368.
Nabelschnurscheibe 89.
Nabelstrang s. Nabelschnur.
Nabelverband 368.
Nachblutung 192.
Nachgeburt 94. 147. 185—190. 193. 222. 323.
Nachgeburtszeit oder Nachgeburtsperiode 145—147. 185—190. 222. 323.
Nachgeburtswehen oder Nachwehen 142. 190. 194. 307. 308.
Nacken mit Nackengrube 15. 17. 108. 168. 171. 227. 242. 322.
Nähte 9. 10. 87. 217.
Nahrung des Kindes 309—322. 352—359.
Nahrung der Kreißenden 167.
Nahrung der Schwangeren 130.

Nahrung der Stillenden 327.
Nahrung der Wöchnerinnen 327.
Nahrungsmittel 47.
Narben am Muttermund 82. 160. 201.
Nasengegend 8.
Neigung des Beckens s. Beckenneigung.
Neugeborenes 197. Kennzeichen desselben 198.
Nichtstillen 321. 322. 335.
Niederkunft gleich Geburt oder Entbindung.

Oberarm 40.
Oberfläche des Körpers 8. 17. 18. 21.
Oberhaut des Kindes 86. 87. 269. 365.
Oberkiefergegend 8.
Oberleib 16.
Oberschenkel 41. 157. 323.
Oberschlüsselbeingegend 18.
Öffnung der Harnröhre s. Harnröhrenöffnung.
Ohnmacht 282. 238. 296.
Ohrenentzündung 367. 402.

Periode gleich Regel, monatliche Reinigung 51—54. 75. 333. 335.
Perioden der Geburt 145. 146.
Pfeilnaht 10. 12. 148. 209. 231.
Pflege des Kindes 352. 375.
Pflege im Wochenbett 323—343.
Preßwehen 112. 142.
Pulsadern gleich Schlagadern.

Querbett 242.
Querdurchmesser des Beckens 31. 33.
Querdurchmesser des Kindesschädels 15. 217.

Querlage der Frucht gleich Schieflage 227. 248—257.
Querspalte des Muttermundes 39. 160.
Querstand des Kopfes 151.
Querverengtes Becken 216.

Rechte Hand-Vorfall bei 256.
Regel f. Periode.
Regelblutung 51. 55.
Regelmäßige und regelwidrige Schwangerschaft 73.
Regelmäßige und regelwidrige Geburt 133.
Regelmäßige Wehen 103. 140. 142.
Regelwidrige Wehen 143. 191. 200. 202. 220—227. 270. 278.
Reibungen der Gebärmutter 173. 190. 195 227. 295.
Reife des Kindes 87.
Reinigung der Hebamme f. Desinfektion der Hebamme.
Reinigung des Kindes 367.
Reinigung der Kreißenden 157. 161. 164.
Reinigung der Schwangeren 130. 157.
Reinigung der Wöchnerin 323.
Reinigung, monatliche f. Periode.
Richtungslinie des Beckens f. Führungslinie des Beckens.
Rippen 4.
Rippengegend 18.
Riß des Dammes f. Dammriß.
Riß der Gebärmutter f. Gebärmutterzerreißung.
Riß des Muttermundes f. Muttermund 284. 294.
Risse der Scheide 210. 217. 284. 294.

Rose f. Rotlauf 393.
Rückbildung im Wochenbett 306. 307.
Rücken 16. 104. 106. 111. 170. 174. 215. 216. 242. 248.
Rückenlage der Frucht 248.
Rückenwirbel 4.
Rückgrat f. Wirbelsäule 4. 216. 237. 303.
Rückwärtsbeugung der schwangeren Gebärmutter 219. 291.
Ruhe der Wöchnerin 331.
Rumpf 1. 16. 109. 118. 242.

Säfte der Verdauung 50.
Säugamme f. Amme.
Säugezeit 319. 327.
Samen 65.
Saugflaschen 353. 357. 392.
Schädel 7. 8.
Schädelgeburt 148. 151. 160. 227 bis 236.
Schädelgeschwulst f. Kopfgeschwulst.
Schädelknochen f. Kopfknochen.
Schädellage f. Kopflage.
Schafhaut gleich Wasserhaut 90. 92. 93.
Schamblutung f. Blutung.
Schambein 23. 24.
Schamberg, Schambogen, Schamfuge 26. 95. 148. 151. 168—172. 209. 212. 216. 297.
Schamlippen und Schamlippenbändchen 38. 87. 95. 158. 201. 284. 331.
Schamspalte 38. 151. 158. 201. 284. 331.
Schamteile gleich äußere Geschlechtsteile 38; f. o.
Scharlach 59. 60. 346.

Scheide, Scheidenöffnung, Scheidenmündung, Scheideneingang, Scheidenausgang 38. 39. 75. 82. 160. 201. 215. 216. 284. 294. 306. 343.
Scheidenausstopfung s. Ausstopfung der Scheide.
Scheidenblutung 194. 195. 219. 289. 298. 323. 324.
Scheidenfluß s. Ausfluß aus den Geschlechtsteilen.
Scheidengewölbe 39.
Scheidenkanal 39.
Scheidenteil der Gebärmutter 39. 75. 82. 160. 194. 195. 201. 284
Scheidenvorhof 38.
Scheidenzerreißung s. Riß der Scheide.
Scheintod der Kreißenden 288. 296.
Scheintod der Neugeborenen 377 bis 383.
Scheitelbein, Scheitelgegend 8. 9. 10. 209.
Scheitellage, Vorderscheitelstellung 151.
Scheitelnaht gleich Pfeilnaht.
Schenkelbrüche 388.
Schiefe oder schräge Durchmesser des Beckens 33. 148. 211. 231.
Schiefe oder schräge Durchmesser des Kindskopfs 15.
Schiefheit des Beckens 211.
Schieflage der Gebärmutter 219. 223. 258.
Schieflage des Kindes 113. 125. 227. 248—257. 265. 270. 284.
Schiefstehen des Kopfes 209.
Schienbein 41.
Schläfenbein 9.
Schläfengegend 8.

Schläfennaht 10. 12.
Schlaffheit des Bauches 82. 201. 258. 328.
Schlaffheit der Gebärmutter s. Erschlaffung der Gebärmutter.
Schlagadern gleich Pulsadern 44.
Schlinge der Nabelschnur 276.
Schlüsselbein 4.
Schmiere s. Hautschmiere.
Schnuller 361. 392.
Schoßbein gleich Schambein.
Schoßbogen gleich Schambogen.
Schoßfuge gleich Schamfuge.
Schoßhügel gleich Schamberg.
Schrägverengtes Becken 203—264. 267—269.
Schrunden der Brustwarzen 318. 341.
Schrunden der Finger 343.
Schüttelfrost 340.
Schürze 156. 164.
Schulterblatt 4.
Schulter und Schultergegend 18. 172. 173. 284. 379.
Schultergelenk 42.
Schulterlage entsteht bei Quer= oder Schieflage.
Schuppennaht gleich Schläfennaht.
Schwache Wehen s. Wehenschwäche.
Schwämmchen, Heb, Soor, Mehlmund 392.
Schwamm, Nichtgebrauch desselben 130. 157.
Schwangerschaft 64. 79.
Schwangerschaft außerhalb der Gebärmutter 73. 284. 299.
Schwangerschaft, Berechnung derselben 68—70.
Schwangerschaft der Eierstöcke 73.
Schwangerschaftsdauer 68.

— XXI —

Schwangerschaft, mehrfache 72. 259. 260. 291.
Schwangerschaft, regelmäßige und unregelmäßige 73.
Schwangerschaftsmonate 68. 69.
Schwangerschaftswehen gleich vorhersagende Wehen oder Vorwehen.
Schwangerschaftswochen 68. 69.
Schwangerschaftszeichen 74—82. 103. 104—109.
Schweiß 307. 323.
Schwere der Neugeborenen 87. 360.
Seife 156. 157. 164.
Seitenbein 22. 24.
Seitenfontanellen 12.
Seitenlage der Frau 165. 171. 257. 265. 274. 278. 298.
Seitenwand des Beckens 23.
Selbstentwicklung 257.
Selbststillen 131. 309—322.
Selbstwendung 257.
Senkung der Gebärmutter 219. 291.
Sichere Schwangerschafts-Zeichen 77. 78.
Siebhaut 90. 91. 93. 289.
Silber-Lösungen 176.
Sitz des Mutterkuchens 91. 279. 289. 294.
Sitzbein 23. 24.
Sitzhöcker 24.
Sitzstachel 24.
Sohle des Fußes 41.
Soxhletscher Milchkochapparat 353.
Spätgeburt 70. 134.
Speiche 40.
Speise s. Nahrung.
Sprengen der Blase s. Blasensprung.
Spritze, Spülkanne 156. 157. 164.
Spülungen 326.

Stand des Kopfes in den verschiedenen Becken-Ebenen 149.
Stand der Gebärmutter in den verschiedenen Schwangerschaftsmonaten 96.
Stärkemehl s. Mehlnahrung 47. 350.
Steißbein 4. 22. 23. 33.
Steißgeburt 183. 227. 237—242.
Steißlage s. Beckenendlage.
Stellen der Blase 154. 160. 264. 272. 278.
Stellung des Kindes 116. 126. 151.
Stellungs-Fehler 228. 229.
Stellungswechsel 126. 129. 270.
Stillen s. Selbststillen.
Stirn und Stirngegend 8. 151. 209. 233. 234.
Stirnnaht 10.
Streupulver 368. 400.
Stuhlgang oder Stuhlverstopfung der Neugeborenen 395.
Stuhlgang der Schwangeren und Kreißenden 130. 164. 224. 291. 323.
Stuhlzäpfchen 395.
Sulze der Nabelschnur 89.
Syphilis 61. 291. 321. 346.

Tamponade gleich Ausstopfung.
Thermometer 340. 344.
Tiermilch 319. 352—358.
Tod der Frucht, Zeichen 258. 269.
Traubenmole 291.
Treibwehen 142.
Trennung des Kindes von der Mutter 132.
Tripper 61. 348.

Übligkeit der Schwangeren 75. 130. 288.

Übertragbare Krankheiten 57—61. 159. 339. 343. 346. 348. 351.
Überzeitige Geburt f. Spätgeburt.
Umbetten 155. 157. 164. 331. 343.
Umschlingung der Nabelschnur 111. 276.
Unnachgiebigkeit der Schamspalte und des Dammes sowie Muttermundes 157. 225. 284.
Unregelmäßige Lagen und Haltungen des Kindes 227.
Unregelmäßigkeiten bei der Geburt 202—227.
Unregelmäßigkeiten der Frucht 226.
Unregelmäßigkeiten verschiedener Eiteile 270.
Unregelmäßigkeiten durch Blutungen 286.
Unregelmäßigkeiten durch Krankheiten der Frauen 303.
Unregelmäßigkeiten durch Verletzungen 284.
Unsichere Schwangerschaftszeichen 75.
Unterarten der Kindeslagen 248. 249.
Unterbindung der Nabelschnur 181—183.
Unterbrechung der Schwangerschaft 279. 283. 299. 292. 303.
Unterdrückte Wochenreinigung 51. 75. 327.
Unterkiefergegend 8.
Unterlagen 130. 155. 157. 164. 339. 343.
Unterscheidung der kindlichen Herztöne 81.
Unterschenkel 41. 119.
Unterschied zwischen großer und kleiner Fontanelle 13.

Unterschlüsselbeingegend 18.
Unterstützung des Dammes f. Dammschutz.
Untersuchung, äußere 100—111. 130. 155. 157. 159. 164. 200. 323.
Untersuchung, innere 130. 155. 156. 158—162. 181. 323.
Unvermögen zum Stillen 321. 322.
Unzeitige Geburt 128.
Urinabnahme f. Harnablassen.
Urinblase f. Harnblase.
Urinieren des Kindes 375. 400.
Ursachen der Fehl= oder Frühgeburt 291.

Veränderungen am Bauch 75. 82. 95. 103. 201. 306. 328.
Veränderungen an den Brüsten 75. 76. 95. 201. 337. 341—343.
Veränderungen der weiblichen Geschlechtsteile in Schwangerschaft, Geburt und Wochenbett 74—82. 84—94. 201. 219. 306. 307.
Veränderungen im übrigen weiblichen Körper 97.
Verblutung 288.
Verdauung 47—50.
Verdünnung der Kuhmilch 353. 355.
Verengerung der Scheide 107. 225.
Verhärtung der Brüste 320. 322. 342.
Verhalten der Hebamme bei der Geburt 155. 164.
Verhalten der Hebamme im Wochenbett 323—329.
Verhalten Kreißender 165—167.
Verhalten Schwangerer 130.
Verhütung der Augenentzündung Neugeborener 175. 390.

— XXIII —

Verletzungen bei der Geburt 82. 201. 202. 210. 217. 284. 291. 323.
Verletzung der „Haltung" 120.
Verstopfung f. Stuhlverstopfung.
Verzögerung der Austreibung des Kindes f. Geburtsverzögerung.
Verzögerung der Nachgeburt 185 bis 191.
Vorbereitende Wehen 143.
Vorbereitung auf das Stillen 131.
Vorberg 27. 30. 36. 204—212.
Vorderarme 40. 242. 264. 265.
Vorderhaupts-Lagen 152.
Vorfall von Arm oder Fuß 264. 265.
Vorfall der Nabelschnur 270—275.
Vorfall der Scheide 225.
Vorhof der Scheide 38.
Vorliegen von Arm oder Fuß 264. 265.
Vorliegen des Mutterkuchens 278. 279. 289.
Vorliegen der Nabelschnur 270 bis 275.
Vorliegender Kindesteil 104. 130. 160. 200. 250. 265. 296.
Vor-Milch, Wert der 311.
Vorschriften bei Kindbettfieber 344—346.
Vorwärtsbeugung der Gebärmutter 219. 291.
Vorwehen 129. 142.
Vorzeitiger Blasensprung 257. 270. 277.

Wadenbein 41.
Wände des Beckens 23.
Wahrscheinliche Schwangerschafts-Zeichen 76.
Wangengegend 8.

Warzen der Brust f. Brustwarzen.
Waschen der Kinder 369.
Waschungen der Schwangeren und Kreißenden f. Reinigung der Schwangeren und Kreißenden.
Waschungen der Wöchnerinnen f. Reinigung der Wöchnerinnen.
Wasser f. Fruchtwasser.
Wasserabgänge aus den Geschlechtsteilen Schwangerer 93. 278. 292.
Wasserbruch der Neugeborenen 388.
Wassergeschwulst, wässerige Anschwellung 75. 95. 225. 297. 323.
Wasserhaut 90. 92. 93.
Wasserkopf 226. 284.
Wassersprung gleich Blasensprung.
Wassersucht 228. 237. 291. 303.
Watte 156. 157. 164. 320. 323. 368. 385. 400. 402.
Wegnahme der Nachgeburt 187. 190.
Wehen 103. 140—143. 171. 200. 202. 217. 219—224. 270. 278. 297.
Wehenpause 140. 154. 171. 185. 190. 257. 308.
Wehenschwäche f. Geburtsverzögerung.
Weichengegend 21.
Weichteile 2.
Weißer Fluß 61. 130. 346.
Weite des Beckens 32. 33.
Weite der Scheide 107. 160. 201.
Wendung, äußere 257. 278.
Wiederbelebung Scheintoter 288. 377—383.
Wiederkehren der Regel 51. 333. 335.
Wickeln der Kinder 370. 400.
Wirbel und Wirbelsäule f. Rückgrat.

Wirbelgegend 18.
Wochenbett 305—351.
Wochenbettsblutung s. Blutung im Wochenbett.
Wochenbettpflege 323—329.
Wochenbettwehen 307. 308.
Wochenbinde 328.
Wochenfluß 201. 307. 323. 347.
Wochenkind 309—319. 352—359.
Wochenreinigung s. Wochenfluß.
Wochenschweiß 307. 323. 324.
Wochenzeit 305—351.
Wöchnerin 323—335.
Wöchnerinerkrankung 298. 303. 337. 339. 341. 348.
Wollhaare 86. 92.
Wundsein der Brustwarzen 318. 341. 342. 343.
Wundsein des Nabels s. Nabelgeschwür.
Wundsein der Haut des Neugeborenen 400.

Zahndurchbruch 364.
Zahnen 363.
Zehen 41. 67.
Zehengelenke 42.
Zeichen der ersten und wiederholten Schwangerschaft 82.
Zeichen des Lebens und Todes der Frucht 200. 266. 267.
Zeichen der Mutterschaft bzw. der vorausgegangenen Geburt 201.
Zeichen des reifen und neugeborenen Kindes 87. 198.
Zeichen der Schwangerschaft 74 bis 82.
Zeichen des Wochenbetts 301. 306. 307.
Zeiträume der Geburt 145—147.

Zeitrechnung der Schwangerschaft 69. 70.
Zerreißung des Dammes s. Dammriß.
Zerreißung der Eihäute 187. 270.
Zerreißung der Gebärmutter s. Gebärmutterzerreißung.
Zerreißung der Nabelschnur 274. 276.
Zerreißung der Scheide s. Risse der Scheide.
Zuckungen 303. 397.
Zungenbein 17.
Zurückbeugung der Gebärmutter s. Rückwärtsbeugung.
Zurückbildung im Wochenbette 306. 307.
Zurückhalten des andrängenden Kopfes 168—171.
Zurückhalten des vorliegenden oder vorgefallenen Armes 264. 265.
Zurückhalten der vorliegenden oder vorgefallenen Nabelschnur 271 bis 275.
Zusammenhang des Eies mit der Mutter 90. 91.
Zusammenschnürung des Muttermundes 143. 185.
Zusammenziehung der Gebärmutter s. Wehen.
Zwerchfell 19.
Zwerghafter Wuchs 216.
Zwillinge, Stellung bei 117.
Zwillingsgeburt 182. 220. 259. 260.
Zwillingsschwangerschaft 83. 260. 291.
Zwischenräume der Schädelknochen 9—12. 87.
Zwischenzeiten der Wehen s. Wehepausen.

Kapitel I.

Körperlehre.

Teile des Körpers.

1. **Frage. Wie wird der menschliche Körper seiner äußeren Gestalt nach eingeteilt?**

    Antwort: In Kopf, Rumpf, Gliedmaßen (Arme und Beine).

2. **Fr. Woraus sind die Hauptteile des menschlichen Körpers zusammengesetzt?**

    A. Aus dem Knochengerüste oder Gerippe und aus den Weichteilen.

3. **Fr. Wie entstehen und woraus bestehen die Knochen?**

    A. Aus Knorpelgewebe, das durch Einlagerung von Kalk-Salzen (aus dem Blut) fest = „zu Knochen" geworden ist.

4. **Fr. Welches sind die Hauptteile des Knochengerüstes?**

    A. Die Wirbelsäule mit 7 Halswirbeln, 12 Rückenwirbeln, 5 Lendenwirbeln, dem Kreuzbein mit 5, und dem Steißbein mit 3—4 Wirbeln. Auf ihr ruht der Schädel; an sie schließen sich an die 24 Rippen, die mit dem Brustbein vereinigt den Brustkorb bilden, ferner oben Schlüsselbein und Schulterblatt, welche zum Ansatze der Arme dienen und unten das Becken, an dem die Beine befestigt sind.

5. Fr. **Woraus bestehen die Weichteile des Körpers?**

A. Hauptsächlich aus Haut, Fleisch, Blutgefäßen, Nerven und Eingeweiden.

6. Fr. **Welches sind die drei Haupt=Körper=Höhlen, und was enthalten sie?**

A. 1. Die Schädel=Höhle, die von den Knochen des Gehirn=Schädels gebildet wird und das Gehirn einschließt.

2. Die Brust=Höhle, die von der Brust=Wirbelsäule und den Rippen gebildet wird, und das Herz, die beiden Lungen, die Speise=Röhre und die großen Brust=Gefäße enthält.

3. Die Bauch=Höhle, die von der Lenden=Wirbel=Säule, dem Kreuz= und Steiß=Bein, sowie den seitlichen und vorderen Becken=Knochen umschlossen wird, und hauptsächlich die folgenden Organe enthält: Magen, Dünn=Darm, Dick=Darm, Mast=Darm, Nieren, Harn=Leiter, Harn=Blase, Leber, Milz, Bauchspeicheldrüse, endlich die Geschlechts=Organe.

7. Fr. **Woraus besteht der Kopf?**

A. Aus dem Gesichte und dem Schädel.

8. Fr. **Welche einzelnen Teile oder Gegenden unterscheiden wir am Gesichte und welche am Schädel?**

A. Am Gesichte: Augen=, Nasen=, Mund=, Lippen=, Wangen=, Oberkiefer= und Unterkiefer=Gegend.

Am Schädel: Stirn=, Scheitel=, Hinterhaupt= und Schläfengegend.

9. Fr. **Welches sind die Knochen des Schädels und wodurch sind sie verbunden?**

A. Beim Erwachsenen sind die Knochen des Schädels zu einer einzigen festen Knochenschale verwachsen, beim Kinde sind sie durch Nähte getrennt und bestehen haupt=

sächlich aus je zwei Stirnbeinen, Scheitelbeinen, Schläfenbeinen und dem einen Hinterhauptbein.

10. Fr. **Wie viele Nähte unterscheidet man an dem Kindesschädel und wie verlaufen sie?**

A. a) Die Stirn-Naht zwischen den beiden Stirnbeinen;
b) die Kronen- oder Kranz-Naht zwischen den Stirn- und Scheitelbeinen;
c) die Pfeil-Naht zwischen den beiden Scheitelbeinen;
d) die Hinterhaupts-Naht zwischen den beiden Scheitelbeinen und dem Hinterhauptsbeine;
e) die Schläfen- oder Schuppen-Naht zwischen Schläfenbein und Scheitelbein.

11. Fr. **Was versteht man unter Fontanellen und wie vielerlei unterscheidet man?**

A. Die Fontanellen sind jene Stellen, an welchen mehrere Nähte zusammenstoßen; man unterscheidet eine große und eine kleine Haupt-Fontanelle und außerdem jederseits noch zwei kleinere Seiten-Fontanellen.

12. Fr. **Wo und wodurch werden die Fontanellen gebildet?**

A. Die große, viereckige Fontanelle wird gebildet durch eine Lücke der Schädelknochen an der Stelle, wo die Stirnnaht, die Kronennähte und die Pfeilnaht zusammenlaufen.

Die kleine, dreieckige Fontanelle wird gebildet durch eine seichte Vertiefung an der Stelle, wo die Pfeilnaht mit den beiden Schenkeln der Hinterhauptsnaht am oberen Ende des Hinterhauptbeines zusammentritt.

Die beiden Seiten-Fontanellen befinden sich jederseits vor und hinter dem Ohre, an den Enden der Schläfennaht.

13. Fr. **Woran kann bei der inneren Untersuchung der tastende Finger die beiden wichtigsten Fontanellen (d. i. die „große" und die „kleine")**

erkennen, bzw. wodurch diese beiden voneinander unterscheiden?

A. Die „große" Fontanelle erkennt man daran, daß an ihr vier Nähte zusammenlaufen, nämlich: die Pfeil=Naht, die Stirn=Naht und die beiden Teile der Kranz=Naht. Eine Lücke im Schädel=Dach, an der sich nicht vier Nähte treffen, kann daher auch nie die „große Fontanelle" sein und daran, daß sich jede ihrer Nähte jenseits der Fontanelle wieder in einer anderen Naht fortsetzt. Die „kleine" Fontanelle erkennt man daran, daß in ihr nur drei Nähte zusammentreffen, nämlich: die Pfeil=Naht und die beiden Schenkel der Hinterhaupts=Naht. Diese Fontanelle fühlt sich gewöhnlich nicht als „Lücke" im Schädel=Dach an, weil an ihr die Ecken der sie bildenden Knochen meist dicht aneinander stoßen, und keine ihrer Nähte hat eine Fortsetzung.

14. Fr. **Womit könnten bei mangelhafter Untersuchung die „Fontanellen" verwechselt werden?**

A. Mit Stellen am Schädel=Dach, an denen manchmal aus irgend einer krankhaften Ursache die Verknöcherung nicht erfolgt ist, aber: An solchen Stellen fehlen dann eben auch die eben genannten, für die wirklichen Fontanellen charakteristischen Merkmale: So z. B. treffen an einem Knochen=Defekt, der sich in der Mitte der Pfeil=Naht befindet, weder die vier für die große, noch die drei für die kleine Fontanelle bestimmenden Nähte zusammen, sondern nur zwei, nämlich nur: Die beiden, eben durch diesen Defekt voneinander getrennten Abschnitte der Pfeil=Naht.

Durchmesser des Kindes=Schädels.

15. Fr. **Welche Durchmesser werden am Kindesschädel unterschieden, wie verlaufen dieselben und wie groß sind sie?**

A. a) Der **gerade** Durchmesser, von dem gewölbtesten

Punkte der Stirn zur hervorragendsten Stelle des Hinterhauptes, beträgt **12 Zentimeter.**

b) Der **große Quer-**Durchmesser, welcher vom Höcker des Scheitelbeines der einen Seite zu dem der anderen läuft, beträgt **9 ½ cm.**

c) Der **kleine Quer-**Durchmesser von einer Schläfe zu der anderen mißt **8 cm.**

d) Der **große, schräge** Durchmesser, vom Kinn bis zur Spitze des Hinterhauptbeines reichend, mißt **13 ½ cm.**

e) Der **kleine, schräge** Durchmesser, welcher von der Nackengrube bis zur großen Fontanelle läuft, beträgt **9 ½ cm.**

Rumpf.

16. Fr. **Woraus besteht der Rumpf des menschlichen Körpers?**

A. Aus Hals, Oberleib (vorn und zur Seite Brust, hinten Rücken genannt), Bauch und Becken.

Hals.

17. Fr. **Welche Gegenden unterscheiden wir am Halse und was befindet sich hauptsächlich daran?**

A. Eine vordere Gegend, die Kehle mit der Kehlgrube, zwei seitliche Gegenden, und eine hintere Gegend, den Nacken mit der Nackengrube; am Halse befinden sich: Zungenbein, Kehlkopf, Luftröhre, Adern und Nerven ꝛc.

Oberleib.

18. Fr. **Welche Gegenden unterscheiden wir am Oberleib und was befindet sich an ihm besonders Merkenswertes?**

A. Die Brustbeingegend, die Ober- und Unterschlüsselbeingrube, die Achselhöhlen- und seitliche Brustgegend, die Schulter- und Schulterblattgegend, sowie die hintere Rippen- und Wirbelgegend; an der seitlichen Gegend der vorderen Brustwand liegen die beiden Milchdrüsen (Brüste).

19. Fr. **Wodurch wird die Brusthöhle von der Bauchhöhle getrennt?**

A. Durch das Zwerchfell.

Bauch.

20. Fr. **Was versteht man unter „Bauch"?**

A. Denjenigen Teil des Rumpfes, welcher sich vorne von der Magengrube, seitlich von den untersten Rippenbögen bis zum Becken herab erstreckt und nach vorne und den Seiten von den Bauchwänden, nach hinten von den 5 Lendenwirbeln gebildet wird.

21. Fr. **Welche Gegenden unterscheiden wir am Bauche?**

A. Die Magengrube, die Rippenknorpel=, Weichen=, Leisten- und Lendengegend, ferner die Nabelgegend mit dem Nabel, welcher aus dem mit Bauchhaut überkleideten zirka 1 cm langen Stücke der Nabelschnur entsteht, das sich in den ersten Tagen nach der Geburt als „Nabelpfropf" in den Nabelring zurückzieht und diesen so verschließt, daß kein Nabelbruch entstehen kann.

Becken.

22. Fr. **Was versteht man unter Becken und Beckenhöhle?**

A. Unter Becken versteht man einen festen Knochenring, zusammengesetzt aus dem Kreuzbein mit Steißbein und den beiden Seitenbeinen; unter Beckenhöhle versteht man den Raum, welchen dieser Knochenring in sich schließt.

23. Fr. **Wodurch ist die hintere Wand, wodurch sind die Seitenwände des Beckens gebildet?**

A. Die hintere Wand wird durch das Kreuzbein, einen keilförmigen, nach vorne ausgehöhlten Knochen mit dem Steißbeine gebildet, die Seitenwände des Beckens werden durch die jederseits zu einem Knochen (Seitenbeckenbein) verschmolzenen Hüft=, Sitz= und Schambeine gebildet.

24. Fr. **Was für Teile unterscheiden wir am Hüftbeine, Sitzbeine und Schambeine?**

A. Am Hüftbeine den Hüftbeinkamm mit der vorderen und hinteren Hüftbeinspitze; am Sitzbeine den Sitzbeinstachel, Sitzhöcker und den aufsteigenden Sitzbeinast; am Schambeine einen queren und einen absteigenden Ast; durch das Sitz= und Schambein wird das eiförmige Loch begrenzt.

25. Fr. **Welche Gegenden unterscheiden wir am Becken?**

A. Die Schamgegend mit dem Schamberg, die Damm= gegend, die Aftergegend, die Hüft= und Kreuzgegend.

26. Fr. **Was nennt man Schamberg, Schambogen und Schamfuge?**

A. Der Schamberg ist ein durch Haut und Fett= polster gebildeter Hügel über und auf der vorderen Fläche der Schambeine; Schambogen nennt man den nach unten bogenförmig verlaufenden und offenstehenden Knochenrand, welcher von den absteigenden Ästen des Schambeines und den aufsteigenden Ästen des Sitzbeines gebildet wird; Schamfuge ist die Verbindungsstelle der beiden Schambeine am vorderen Beckenringe.

27. Fr. **Was nennt man den Vorberg?**

A. Den starken Knochenvorsprung, welchen der obere Rand der vorderen Fläche des Kreuzbeines an der Verbindungsstelle mit dem letzten Lendenwirbel bildet.

Einteilung des Beckens.

28. Fr. **Wie wird das Becken eingeteilt?**

A. In das große und kleine Becken.

29. Fr. **Wodurch unterscheiden sich das große und kleine Becken?**

A. Das kleine Becken ist ein vollständiger Knochenring, das große dagegen ein halber, nach vorne offener Ring.

Großes Becken.

30. Fr. Was bildet die Grenze zwischen dem großen und kleinen Becken?

A. Hinten der Vorberg, seitlich die sog. Bogenlinie, welche vom Vorberge nach beiden Seiten über die vordere Fläche des Kreuzbeines und Hüftenbeines fortläuft und an den queren Ästen der Schambeine endigt, vorne der obere Rand der queren Äste der Schambeine und der obere Rand der Schamfuge.

31. Fr. Wie groß sind die Querdurchmesser des großen Becken und wo verlaufen sie?

A. Der eine beträgt 27 cm und verläuft von der weitesten Ausbiegung des einen Hüftbein=Kammes zu der des anderen; der andere mißt 24 cm und verläuft von der vorderen Hüftbein=Spitze der einen Seite zu der anderen Seite.

Kleines Becken.

32. Fr. Wie wird das kleine Becken eingeteilt?

A. In den Beckeneingang, die Beckenweite, Beckenenge und den Beckenausgang.

33. Fr. Welches sind die Durchmesserverhältnisse in den verschiedenen Abteilungen des kleinen Beckens und wie verlaufen sie?

A. **Im Beckeneingang** beträgt der gerade Durchmesser vom Vorberg bis zum oberen Rande der Schamfuge gemessen **11 cm**.
Der **quere** Durchmesser von der Mitte der Bogenlinie des rechten Hüftbeines bis zur Mitte der Bogenlinie des linken Hüftbeines quer verlaufend mißt **13½ cm**.
Der linke (I) und rechte (II) **schräge** Durchmesser von der Hüftkreuzbeinfuge der einen Seite zur Vereinigungsstelle des Hüft= und Schambeines der anderen Seite sich hinziehend, beträgt je **12 bis 12½ cm**.

In der **Beckenweite** mißt der gerade Durchmesser von der Mitte der Kreuzbeinaushöhlung bis zur Mitte der Schambeinfuge **12½ bis 13 cm**.

Der quere Durchmesser an der inneren Wand der Pfanne von der Seite zur anderen beträgt **12½ cm**. Die schrägen Durchmesser von den Weichteilen des Hüftloches zu dem eiförmigen Loche messen **14 cm**.

In der **Beckenenge** beträgt der gerade Durchmesser von der Verbindungsstelle des Kreuzbeines mit dem Steißbein bis zum unteren Rande der Schambeinfuge **11½ cm**. Der quere Durchmesser von dem Sitzbeinstachel der einen Seite zu dem der anderen mißt **10 cm**.

Im **Beckenausgange** beträgt der gerade Durchmesser von der Spitze des Steißbeines bis zum Scheitel des Schambogens **9½ cm**, nach Zurückbiegen des Steißbeines **11½ cm**.

Der quere Durchmesser von einem Sitzhöcker zum anderen mißt **11 cm**.

34. Fr. **Wodurch wird die Richtung des Beckenkanales bezeichnet?**

A. Durch eine nach vorn gekrümmte Linie, die „Führungslinie", welche durch die Mitte aller geraden Durchmesser des Beckens gedacht ist.

35. Fr. **Was versteht man unter Becken-Neigung?**

A. Die schräge Richtung des Beckens gegen den Fußboden bei aufrechter Körperstellung.

36. Fr. **Welches ist das Hauptkennzeichen eines normal weiten Beckens?**

A. Wenn der Vorberg bei der innerlichen Untersuchung mit zwei Fingern schwer oder gar nicht zu erreichen ist.

37. Fr. **Was befindet sich in oder an dem kleinen Becken hauptsächlich?**

A. Die Harnblase und der Mastdarm, die äußeren und inneren Geschlechtsteile.

Äußere Geschlechtsteile.

38. Fr. Welche Teile unterscheidet man an den äußeren Geschlechtsteilen und wie liegen sie im Verhältnis zueinander?

A. Die großen Schamlippen liegen an beiden Seiten der Schamspalte.

Die kleinen Schamlippen liegen an der Innenseite der großen Schamlippen und ragen meist als kleine Läppchen hervor. Von ihnen wird der Scheidenvorhof begrenzt, in welchem nach vorn zu die Harnröhre mit ihrer dreischlitzigen Öffnung, weiter nach hinten der von dem Jungfernhäutchen begrenzte Scheideneingang mündet. Da, wo die kleinen Schamlippen nach vorne zusammenkommen, ist der hauptsächlich aus Blut-Gefäßen bestehende Kitzler und als Hautbrücke zwischen der Schamspalte und der Afteröffnung besteht der Damm, welcher nach vorne zu in das dünne Schamlippenbändchen ausläuft.

Innere Geschlechtsteile.

39. Fr. Welche Teile unterscheidet man an den inneren Geschlechtsteilen und wie liegen sie im Verhältnis zueinander?

A. Die Scheide führt von der Scheidenöffnung als ein häutiger, zeigefingerlanger Kanal etwas gekrümmt zur Gebärmutter nach oben und hinten und erweitert sich gegen das innere Ende zum Scheidengewölbe.

Die Gebärmutter liegt über der Scheide und wird in drei Teile abgeteilt: Hals, Körper und Grund. Der Hals bildet den unteren schmäleren Teil der Gebärmutter und ragt wie ein Zapfen in das Scheidengewölbe hinein; an seinem untersten Teile — dem Scheidenteile — befindet sich eine ganz kleine, meist quergezogene Öffnung, der äußere Mutter-Mund, und zwar vor demselben die vordere, hinter demselben die hintere Muttermunds-Lippe. Von diesem äußeren Mutter-Munde gelangt man in den Hals-Kanal und etwas weiter nach oben in den inneren Mutter-Mund, von da in die Höhle des Gebärmutter-Körpers.

Die Eierstöcke enthalten kleinere und größere Bläschen mit den Eikeimen, sowie einige andere wichtige Organe, die sog. „innere Sekrete" erzeugen und liegen zu beiden Seiten der Gebärmutter.

Die Eileiter nehmen ihren Lauf vom Gebärmuttergrunde aus nach den Seiten und dann abwärts nach hinten. Da das eine Ende der Eileiter in die Gebärmutter, das andere aber, in der Nähe des Eierstockes in die freie Bauchhöhle mündet, so besteht bei der Frau ein offener Zugang „von außen" in die freie Bauchhöhle, nämlich: durch die Scheide, den äußeren Mutter-Mund, Mutter-Hals, innerer Mutter-Mund, Gebärmutter-Höhle, durch die Eileiter in die Bauchhöhle. Infolgedessen ist auch eine Frau weit mehr in Gefahr, daß schädliche Stoffe, z. B. Krankheits-Keime in ihre Bauchhöhle gelangen, als ein Mann, dessen Bauchhöhle vollkommen nach außen abgeschlossen ist.

Von den Mutter-Bändern befestigen die breiten rechts und links die Gebärmutter an die Seiten des kleinen Beckens; die runden entspringen gleichfalls zu beiden Seiten des Gebärmuttergrundes, durchsetzen den Leistenkanal und heften sich auf der vorderen Fläche der Schambeine an; die hinteren Mutterbänder befestigen den oberen Teil des Gebärmutterhalses an das Kreuzbein und lassen den Mastdarm zwischen sich durchtreten.

Die „breiten" Mutter-Bänder sind nichts anderes als eine Falte des Bauchfelles, die dadurch entsteht, daß dieses sich zuerst von der vorderen Bauch-Wand auf die Harn-Blase, dann von dieser auf die Gebärmutter schlägt, und von hier aus wieder auf den Mastdarm.

Zwischen dieser Bauchfell=Falte, die das „breite Mutter=
Band" bildet, befindet sich also in der Mitte der obere
Teil der Gebärmutter, und: zu beiden Seiten von
dieser wird der Raum zwischen diesen beiden Blättern
des Bauchfelles ausgefüllt von lockerem, dem sog.
„Becken=Bindegewebe".

Gliedmaßen.

40. Fr. **Aus welchen Teilen bestehen die oberen Glied=
maßen?**

A. Aus dem Oberarme mit 1 Knochen, dem Vorder=
arme mit 2 Knochen, nämlich der Speiche an der
Daumenseite und dem Ellbogenbein an der Klein=
fingerseite und aus der Hand, deren innere Fläche als
Hohlhand, deren äußere Fläche als Handrücken bezeichnet
wird und welche in die Handwurzel, Mittelhand und
Finger zerfällt.

41. Fr. **Aus welchen Teilen bestehen die unteren Glied=
maßen?**

A. Aus dem Oberschenkel mit 1 Knochen, dem
Unterschenkel mit 2 Knochen, nämlich nach vorne
und innen dem Schienbein, nach außen und hinten
dem Wadenbein, welche 2 Knochen nach unten in den
inneren und äußeren Knöchel endigen, ferner aus dem
Fuße, dessen hinterer Vorsprung als Ferse, dessen
untere Fläche als Sohle, und dessen obere Fläche als
Fußrücken bezeichnet wird. Der Fuß zerfällt in die Fuß=
wurzel, den Mittelfuß und die Zehen.
In das Knie=Gelenk, d. i. die Vereinigung des Ober=
mit dem Unter=Schenkel, ist noch ein besonderer flacher
Knochen eingeschaltet, die sog. „Knie=Scheibe".

42. Fr. **Welche Gelenke verzeichnen wir an den oberen
und unteren Gliedmaßen?**

A. An den oberen Gliedmaßen: das Schulter=, Ell=
bogen=, Handgelenk und die Fingergelenke; an den

unteren Gliedmaßen: das Hüft=, Knie=, Fußgelenk und die Zehengelenke.

Blutkreislauf und Atmung.

43. Fr. **Was ist das „Blut", und woraus besteht es?**

A. Das Blut stellt in seiner Gesamtheit ebenso ein „Organ" dar, wie z. B. die Leber, die Nieren usw., d. h. einen Bestandteil des menschlichen Körpers, der ganz bestimmte, lebenswichtige Aufgaben (Funktionen) erfüllen muß. Das Blut ist also ein lebenswichtiges **flüssiges Organ**.
Es besteht hauptsächlich aus: 1. den sog. „**roten Blut=Körperchen**", deren Farbe von einem eisen= haltigem (roten) Blut=Farbstoff herrührt. 2. Den „**weißen Blutkörperchen**", von denen es verschiedene Arten gibt, und 3. dem sog. „**Blut=Wasser**" oder „**Serum**". Wenn Blut „gerinnt", so scheidet sich das Blut=Serum ab und die Blut=Körperchen bilden eine feste Masse, den sog. „Blut=Kuchen".

44. Fr. **Wie kreist das Blut im menschlichen Körper?**

A. Das Herz treibt durch seine Zusammenziehungen, die man mit aufgelegter Hand als Herzschlag fühlt, das Blut in alle Teile des Körpers. Das Herz ist sowohl links als rechts in eine Vorkammer und in eine Herzkammer geteilt. Aus der Herzkammer ent= springen die großen Schlagadern. Aus der von der linken Herzkammer entspringenden Hauptschlagader ent= springen alle anderen Schlagadern, deren Verzweigungen sich im ganzen Körper verbreiten und bei jedem Herz= schlag mit Blut gefüllt werden. Man fühlt an diesen Adern den Pulsschlag, der durch Fortleitung des Herz= schlages entsteht, weshalb man diese Adern auch Puls= adern („Arterien") nennt.
In anderen Adern, den **Blutadern** („Venen)", fließt das in allen Körperteilen verbrauchte Blut wieder zum Herzen

zurück. Man nennt dieses Zu- und Abfließen des Blutes den großen oder den Körper-Kreislauf.

Aus allen Blutadern ergießt sich das Blut zuerst in die rechte Vorkammer und dann in die rechte Herzkammer, von wo es durch die Lungenschlagader in die Lungen getrieben wird und von da in die linke Vorkammer und Herzkammer zurückkehrt. Das letztere nennt man den kleinen oder Lungenkreislauf. Im großen Blutkreislauf oder Körperkreislauf fließt also das Blut vom Herz durch den Körper zum Herz, während im kleinen Blutkreislauf oder Lungenkreislauf das Blut vom Herz durch die Lungen zum Herz fließt. Beim gesunden Menschen schlägt das Herz etwa 72 mal in der Minute.

45. Fr. **Welche Bedeutung hat die Atmung?**

A. Bei jeder Einatmung füllen sich die Lungen mit Luft, die aus 1 Teil Sauerstoff und 4 Teilen Stickstoff besteht. Der eingeatmete Sauerstoff hat die Eigenschaft, das in den Lungen kreisende Blut zu erneuern, so daß das aus den Lungen zum linken Herz zurückkehrende Blut für die Versorgung aller Körperteile wieder brauchbar wird. Das so erneuerte und in den Schlagadern wieder in alle Körperteile fließende Blut wird in den Lungen durch den Sauerstoff der Luft hellrot, während das in den Blutadern zurückfließende, mit Kohlensäure beladene Blut dunkel- und schwarzrot ist. Durch die Ausatmung werden Stickstoff und andere verbrauchte Stoffe, vor allem die Kohlensäure, aber auch Wasserdampf usw. aus den Lungen wieder ausgeschieden.

Der gesunde Mensch atmet in der Ruhe 16 mal in der Minute.

46. Fr. **Was geht bei der Atmung vor sich?**

A. Aus der in die Lungen eingeatmeten Luft geht der Sauerstoff über auf die roten Blut-Körperchen,

und zwar wird er in diesen vom Blut=Farbstoff auf=
genommen. Dann transportieren gewissermaßen diese
Blut=Körperchen den Sauerstoff an alle anderen Stellen
des Körpers, geben ihn an dessen „Zellen" genannte
kleinsten Teilchen ab und nehmen dafür aus diesen die
durch die Lebens=Vorgänge entstandene „Kohlensäure"
auf, die dann (auch an die Blut=Körperchen gebunden)
zum rechten Herzen und von da in die Lungen ge=
pumpt wird, von denen sie zuletzt, beim „Aus=Atmen",
aus dem Körper ausgestoßen wird, damit das Blut
wieder frei wird, für die Neu=Aufnahme von Sauerstoff.
Daher muß ein Mensch ersticken, wenn er einen zu
großen Teil seines Blutes verliert, denn dann kann er
ja aus der eingeatmeten Luft den Sauerstoff nicht mehr
aufnehmen, weil er nicht mehr die genügende Zahl
der hierzu notwendigen Blut=Körperchen besitzt. Der
Verblutungs=Tod ist also meist ein qualvoller Er=
stickungs=Tod.

Ernährung und Verdauung.

47. Fr. **Wie ernährt sich der Mensch?**
A. Die Nahrungsmittel, die zur Ernährung des
Menschen, d. h. teils zum Aufbau des Körpers und zum
Ersatz der abgenutzten Körperbestandteile, teils zur
Wärme= und Krafterzeugung im Körper dienen, sind
Zusammensetzungen der sog. **Nahrungsstoffe** und müssen
im wesentlichen alle jene Stoffe enthalten, aus denen
der menschliche Körper zusammengesetzt ist.

Solche Nahrungsstoffe sind: Eiweiß, Fett, mehl= und
zuckerhaltige Stoffe, gewisse Salze und Wasser.

Die Eiweißstoffe sind am reichlichsten enthalten in
allen Fleischarten und Eiern, im Käse, Quark, sowie in
verschiedenen Pflanzensamen und Früchten (Hülsen=
früchten) usw.

Die Fettstoffe sind teils in tierischen Fetten, be=

sonders in Speck, Butter, Schmalz und Talg, teils in pflanzlichen Fetten, besonders in den aus verschiedenen Pflanzensamen und Früchten gewonnenen Ölen, besonders auch im Kokosfett, Palmin usw. enthalten.

Die mehl- und zuckerhaltigen Stoffe stammen fast alle aus dem Pflanzenreiche. Den Hauptträger derselben bildet das aus Mehl gebackene Brot. Unter den tierischen Nahrungsmitteln kommen sie nur in der Milch vor. Die Milch ist überhaupt unter allen Nahrungsmitteln das vollkommenste, insoferne sie alle zur Ernährung nötigen Nahrungsstoffe enthält. Sie eignet sich jedoch hauptsächlich nur für das erste Kindesalter und reicht für das spätere Alter für sich allein nicht aus.

Die Salze (auch Nährsalze genannt) sind hauptsächlich in den pflanzlichen Nahrungsmitteln enthalten.

Die übliche Art der Ernährung ist bei uns größtenteils die gemischte Kost aus Fleisch- und Pflanzenkost, erstere vorwiegend in den Großstädten, letztere mehr auf dem Lande.

Außer den Nahrungsmitteln soll die menschliche Kost sogenannte **Genußmittel** enthalten, die an sich wenig oder gar keinen Nährwert haben, aber die Nerven der Verdauungsorgane und dadurch besonders den Appetit anregen, sowie die Speisen schmackhafter machen.

Zu diesen Genußmitteln gehören: Kaffee, Tee, verschiedene Gewürze, besonders auch das nicht selten im Übermaß angewendete Kochsalz.

48. Fr. **Was versteht man unter Verdauung?**

A. Unter Verdauung versteht man die Veränderung und Aufsaugung der genossenen Nahrungsmittel im Magen und Darmkanal, der deshalb auch Verdauungskanal heißt.

Die Nahrungsmittel werden entweder roh genossen oder durch Kochen für die Verdauung vorbereitet. Die aufgenommenen Speisen, soweit sie nicht flüssig oder breiartig sind, werden im Munde verkaut und eingespeichelt. Der Speichel hat dabei die Eigenschaft, die mehlartigen Stoffe in Zucker zu verwandeln und das Verschlucken der durch das Kauen zerkleinerten Bissen zu erleichtern. Die zerkauten und eingespeichelten Nahrungsmittel gelangen alsdann in den Magen, wo durch den sauren Magensaft („Labsaft") besonders die Fleischfasern und die darin enthaltenen Eiweißstoffe aufgelöst werden. Im Magen bildet sich aus dem Magensaft und den aufgenommenen Speisen der „Speisebrei", der durch die Zusammenziehungen der Magenwände innig vermischt und in den Dünndarm weiter befördert wird. Im Anfangsteil des Dünndarms mischt sich dem Speisebrei die von der Leber abgesonderte Galle und der von der Bauchspeicheldrüse gelieferte Bauchspeichel bei. Die Galle dient besonders zur feineren Verteilung und Auflösung des Fettes, während durch den Bauchspeichel die mehlartigen Stoffe noch vollends in Zucker verwandelt werden. Der Speisebrei wird nun langsam durch den ganzen Dünn-Darm weiter befördert, wobei die Stoffe, welche durch die Verdauungssäfte aufgelöst worden sind, von der Darmschleimhaut aufgesaugt werden und in die Saug-Adern gelangen, welche ihren Inhalt in die Blutadern entleeren. Weil hierbei besonders die flüssigen Bestandteile des Speisebreies aufgesaugt werden, wird beim Eintritt in den Dick-Darm der Darminhalt immer mehr eingedickt.

Im Dickdarm erfolgt eine weitere Eindickung des Darminhaltes, der nun Kot heißt und schließlich durch das Endstück des Dickdarms, den Mast-Darm, entleert wird. Der Kot besteht aus den unverdauten Resten der Nahrung und aus den Resten der Verdauungssäfte, seine braune Färbung entsteht durch die Beimischung der Galle.

Der größte Teil der aufgesaugten Stoffe wird von den Blutadern in die Leber befördert, durch deren Tätigkeit die aufgenommenen Stoffe zu Blut verarbeitet werden; außerdem besitzt die Leber die Eigenschaft, Stoffe, die für den Körper schädlich sind und aus dem Darm aufgesaugt worden sind, zu zerstören und für den Körper unschädlich zu machen.

49. Fr. Was sind demnach die wichtigsten Abschnitte des Verdauungs-Apparates bzw. Vorganges?

A. Die Speisen gelangen durch Mund, Speise-Röhre und Magen in den Dünndarm, und nach der zur Aufnahme in die Säfte notwendigen Veränderung aus dem Dünndarm in die Saug-Adern, endlich in die Blut-Adern, also in das Blut, durch das die aus den Speisen gezogenen Nährstoffe allen Teilen des Körpers zugeführt werden können, nachdem sie größtenteils noch die Leber passiert haben, in der sie nochmals verändert und von ihnen etwa noch anhaftenden, für den Körper unbrauchbaren oder schädlichen Bestandteilen befreit werden.

Die nicht für die Ernährung des Körpers brauchbaren Bestandteile der in den Dünndarm aufgenommenen Speisen werden im Dickdarm durch Flüssigkeits-Entzug „eingedickt" und verlassen endlich als „Kot" den Körper durch den Mast-Darm.

50. Fr. Welches sind die wichtigsten Verdauungs-Säfte und aus welchen Organen entstehen sie?

A. 1. Der im Mund aus den Speichel-Drüsen entstandene Mund-Speichel.

2. Der aus den Magen-Drüsen erzeugte, säuerliche Magen-Saft.

3. Die in der Leber entstandene Galle.

4. Der in der Bauchspeichel-Drüse erzeugte Bauch-Speichel.

Monatliche Regel.

51. Fr. Was versteht man unter „monatlicher Reinigung" oder „Regel"?

A. Eine gewöhnlich vom 15. bis 48. Lebensjahre ungefähr alle 4 Wochen regelmäßig wiederkehrende Blutausscheidung aus den Geschlechtsteilen.

52. Fr. Wodurch wird die Regel bewirkt?

A. In jedem Eierstock eines neugeborenen, weiblichen Kindes befinden sich bereits viele (mindest. 200—300000) Tausende der „Eier" genannten weiblichen Keim- oder Geschlechts-Zellen, aber: Nur ein ganz kleiner Teil davon erreicht während des weiteren Lebens die zu einer „Befruchtung" eines Eichens nötige Reife, denn: Um nur aus dem Eierstock herauskommen zu können, muß sich schon zunächst ein solches Eierstock-Eichen in ein Ei-Bläschen verwandeln, das sich allmählich immer mehr mit Flüssigkeit füllt, bis es zuletzt mit einer Stelle dicht an die Oberfläche des Eierstockes heranreicht, so daß schließlich, wenn das überprall gefüllte Bläschen platzt, das in ihm enthaltene eigentliche Eichen aus dem Eierstock herausgeschleudert werden und in den zur Gebärmutter führenden „Ei-Leiter" gelangen kann.

Während der Kindheit tritt ein solcher „Eibläschen-Sprung" überhaupt noch nicht ein, und auch vom Alter der Geschlechts-Reife ab erreicht in der Regel in jedem Monat nur ein einziges Eibläschen die zum Springen nötige Größe, wird also auch nur einmal monatlich ein Eichen aus dem Eierstock frei. Mit Eintritt der „Wechseljahre", also etwa vom 48. Lebensjahre ab, hört die Reifung solcher Eibläschen bereits wieder vollständig auf, und kann daher auch keines der vielen, noch in den Eierstöcken verbliebenen Eichen mehr frei und befruchtet werden.

Mit dem Ausschleudern seines Eichens hat nun aber

ein solches Eibläschen noch keineswegs seine Aufgabe im Körper der Frau erfüllt, denn:

In dem so entleerten Bläschen entwickelt sich vielmehr alsbald nach Ausschleudern des Eichens ein ganz neues Gebilde, das „gelber Körper" genannt wird, weil es sehr viel intensiv gelb gefärbtes Fett enthält.

Dieser „gelbe Körper" fängt nun bald an selbst einen besonderen Stoff zu bereiten, ein sog. „inneres Sekret", es wird also zu einer „innensekretorischen Drüse", und gleichzeitig entstehen auch solche innere Sekrete, die direkt in das Blut übergehen, aus den schon S. 11 erwähnten anderen Bestandteilen des Eierstockes.

Diese verschiedenen in das Blut übergegangenen Stoffe aus dem gelben Körper und dem übrigen Eierstock gelangen nun mit dem Blut natürlich auch in die Gebärmutter und an deren Schleimhaut, d. i. an der mit Schleimdrüsen versehenen Innenhaut der Gebärmutter, bewirken nun diese Stoffe eine immer mehr zunehmende Blutfüllung, die zuletzt so stark wird, daß seine Gefäßchen an der Oberfläche zerreißen und dadurch Blut in die Gebärmutter-Höhle austritt, das dann als „Monats-Blutung" nach außen abfließt, denn:

In der Regel, d. h. bei der großen Mehrzahl gesunder Frauen erreicht diese Blutüberfüllung der Gebärmutterschleimhaut durch die Stoffe des gelben Körpers gerade alle 4 Wochen jenen Höhegrad, bei dem es zu einer Blutung in die Gebärmutter kommt.

Es gibt aber auch ganz gesunde Frauen, die ihre Blutungen alle 3½ oder alle 4½ Wochen bekommen, manche sogar, die, ohne krank zu sein, alle 3 oder nur alle 5 Wochen bluten, dann aber eben auch immer regelmäßig an diesen Terminen.

Voraussetzung für das Zustandekommen dieses Blutandranges zur Gebärmutter-Schleimhaut, und daher auch für den Eintritt einer Monats-Blutung ist die Entwickelung eines „gelben Körpers" und: Ein solcher gelber Körper kann sich nur dann im entleerten Ei-Bläschen entwickeln, wenn das aus diesem ausgeschleuderte Eichen nicht befruchtet wird. Wird es befruchtet, d. h. tritt eine Schwangerschaft ein, dann bildet sich kein solcher gelber Körper, kann also auch kein Blutandrang zur Gebärmutterschleimhaut entstehen und infolgedessen bleibt auch meist schon die nächst erwartete Monats-Blutung aus, es sei denn, daß das in den Ei-Leiter geratene Eichen erst so spät befruchtet wird, daß sich bereits vorher in seinem Bläschen ein gelber Körper hat bilden können, denn: dann entwickelt dieser natürlich auch nochmals jene Stoffe, durch die die Gebärmutterschleimhaut beeinflußt werden und eine nochmalige Monats-Blutung entstehen kann. Diese ist aber dann meist nicht mehr ebenso stark wie sonst bei der betreffenden Frau, weil nämlich auch durch die erst später eingetretene Befruchtung des Eichens die volle Entwickelung des gelben Körpers gehindert wird.

53. Fr. **Kann der Eintritt der Monats-Blutung nur durch eine Schwangerschaft verhindert werden?**

A. Nein, denn bei den meisten Frauen genügt schon der Aufwand an Kräften und Säften, den ihr Körper machen muß, wenn die Frau ein Kind stillt, zur Verhinderung der Reifung eines neuen Ei-Bläschens oder wenigstens des zur Monats-Blutung erforderlichen Blutandranges in der Gebärmutter.

Da nun ohne neue Reifung eines Eibläschens kein neues Eichen aus der Gebärmutter frei werden, also auch nicht befruchtet werden kann, so entsteht bei vielen Frauen keine neue Schwangerschaft solange sie ein Kind stillen.

Bei anderen dagegen bleibt infolge des Stillens nur der Blutandrang zur Gebärmutter und daher auch die Monats-Blutung aus dieser weg, jedoch ohne daß die Reifung eines weiteren Eibläschens verhindert wird, und: Wenn dann ein solches springt, und das aus ihm herausgeschleuderte Eichen wieder befruchtet wird, so kann eine solche Frau während des Stillens wieder neuerdings schwanger werden, ohne daß sie seit ihrer letzten Schwangerschaft eine Monats=Blutung gehabt hat.

54. Fr. **Wie verhält es sich mit der Menge des Blutes, der Dauer der Blutung und den Zwischenräumen der Blutung bei der Regel und wann ist die Regel als krankhaft anzunehmen?**

A. Menge, Dauer, und manchmal auch Zwischenräume sind verschieden bei verschiedenen Frauen. Die Regel ist als krankhaft anzusehen, wenn heftige Leib= und Kreuzschmerzen vor und während derselben auftreten oder die Blutung viel heftiger und häufiger als früher sich zeigt oder wenn sie über das 50. Lebensjahr hinaus bestehen bleibt und dabei sehr unregelmäßig auftritt.

55. Fr. **Darf jede Blutung aus den Geschlechtsteilen „Regel" genannt werden?**

A. Nein; die Frauen pflegen jeden Blutabgang aus den Geschlechtsteilen „Regel" zu heißen, auch wenn diese Blutabgänge ganz unregelmäßig eintreten. Alle un= regelmäßigen Blutabgänge beruhen auf Erkrankung der Gebärmutter; besonders muß bei Blutungen, die um den Eintritt der Wechseljahre oder erst nach schon ein= getretenem Wechsel oder nach Ausübung des Geschlechts= verkehrs auftreten, an das Vorhandensein eines Gebär= mutterkrebses gedacht werden. In solchen Fällen müssen die Frauen sofort zum Arzt geschickt werden.

56. Fr. **Wann ist eine Frau, die blutet, bzw. nicht blutet gesund und wann ist sie krank?**

A. Ein Mann ist immer irgendwie „krank", sobald auch nur ein Tropfen Blut aus seinem Körper austritt, denn bei vollständigem Unverletztsein seiner Haut und seines übrigen Körpers kann bei einem Mann nie Blut austreten.

Eine Frau dagegen ist **nicht krank**, obwohl sie blutet:
1. Zur Zeit ihrer Regel, innerhalb der Zeit der Fruchtbarkeit, solange sie nicht schwanger ist.
2. Wie wir später hören werden: In der III. Geburts=Periode.
3. Im Wochenbett, während der ersten Tage, weil da normalerweise blutiger Wochen=Fluß abgehen muß.

   Wenn in diesen Fällen bei einer Frau kein Blut abgeht, so muß sie krank sein, weil dann ein Hindernis für den hier notwendigen Blut=Abgang bestehen muß.

Abgesehen von diesen ganz bestimmten drei Fällen aber, ist auch eine Frau immer als krank zu betrachten, wenn sie blutet, so vor allem, wenn Blut aus den Geschlechtsteilen abgeht:
1. Während der Kindheit, also vor Eintritt der geschlechtlichen Reife.
2. Nach dem „Wechsel", also in dem Alter, in dem ihre Monatsblutungen schon einmal längere Zeit ausgeblieben waren.
3. Während einer Schwangerschaft, abgesehen von dem S. 21 als möglich besprochenen, nochmaligen Eintritt einer Blutung zur Zeit ihrer Regel im ersten Schwangerschafts=Monat.
4. Während der I. und II. Geburts=Periode, wenn der Blut=Abgang auch nur einigermaßen beträchtlich ist, d. h. stärker als es dem Seite 70 besprochenen sog. „Zeichnen" entspricht.
5. Abgesehen davon auch immer, wenn sie außer der Zeit ihrer Regel Blut verliert (abgesehen von den ersten Wochenbetts=Tagen).

6. Endlich auch, wenn sie zur Zeit ihrer Regel erheblich mehr Blut verliert als sonst, oder wenn eine Monats=Blutung erheblich länger dauert, als es bei der betreffenden Frau erfahrungsgemäß die „Regel" ist.

Übertragbare Krankheiten.

57. Fr. **Was versteht man unter übertragbare Krankheiten?**

A. Übertragbare Krankheiten sind solche, welche von einem Menschen entweder unmittelbar oder durch Abfallstoffe oder durch von ihm stammende Gebrauchsgegenstände (Kleider, Wäsche usf.) auf andere Menschen verbreitet werden.

58. Fr. **Welches sind die Ursachen dieser übertragbaren Krankheiten?**

A. Die Ursachen aller dieser Krankheiten sind in Einwanderungen von Kleinlebewesen (Pilzen, Bakterien, Keimen) in den Körper zu suchen. Diese Kleinlebewesen sind so klein, daß sie mit dem bloßen Auge nicht, sondern nur mittels stärkster Vergrößerungsgläser (Mikroskop) gesehen werden können. Sie sind entweder rund, wie z. B. die Erreger der Eiterung und der Tripperkrankung oder stäbchenförmig, wie die Erreger der Tuberkelkrankheit, des Typhus, des Starrkrampfes, des Milzbrandes, der Cholera oder sie sind schrauben= oder korkzieherartig, wie die Erreger der Syphilis. Diese Krankheitserreger oder Krankheitskeime haben die Eigenschaft, sich unter günstigen Verhältnissen (passenden Nährstoffen, geeigneten Wärmegraden, entsprechenden Feuchtigkeits=, Licht= und Luftverhältnissen usw.) rasch zu vermehren und zu gedeihen. Solche günstigen Entwicklungsbedingungen finden sich besonders im Blute und in den Absonderungen des Körpers, ferner da, wo tierische und menschliche Bestandteile sich zersetzen, d. h. verwesen oder faulen, endlich besonders auch da, wo sich Staub und Schmutz vorfindet. „Wo Schmutz, da Pilze." Nur eine größere Anzahl (Millionen) vermag in der Regel im Körper die Erkrankung hervorzurufen, aber die Vermehrung der Krankheitserreger erfolgt unter günstigen Entwicklungs= bedingungen ungemein schnell, d. h. in wenigen Stunden oder Tagen. Die Erkrankung tritt daher nicht sofort nach der Ansteckung auf, sondern erst nach einiger Zeit, wenn sich die Kleinlebewesen genügend vermehrt haben.

59. Fr. **Sind alle Menschen der Ansteckung ausgesetzt und wodurch wird der Körper vor Ansteckung geschützt?**

A. Der beste Schutz des Körpers gegen das Eindringen von Kleinlebewesen (Ansteckung) ist die unverletzte Haut, durch welche sie nicht durchdringen können. Dagegen können sie da, wo Schleimhäute sind, wie im Mund, in den Atmungswegen, in der Augenbindehaut, in den Geschlechtsteilen, in der Harnröhre und im After, sowie ganz besonders an verletzten Stellen oder an einer der Verletzung gleichzustellenden krankhaften Veränderung der Haut oder Schleimhaut in den Körper eindringen und sich festsetzen.

Viele Menschen sind dadurch gegen Ansteckung geschützt, daß ihr Blut gewisse Schutzstoffe enthält, welche die eingedrungenen Krankheitserreger töten oder unwirksam machen. Bei einer Anzahl dieser Krankheiten schützt das einmalige Überstehen derselben Krankheit gegen eine wiederholte Ansteckung, indem sich durch das Überstehen der betreffenden Krankheit im Blute besondere Gegen- oder Schutzstoffe bilden. Dies ist z. B. der Fall bei Blattern, Masern, Scharlach usw. Es sind daher nicht alle Menschen gleichmäßig der Ansteckung ausgesetzt, im Gegenteil ist die Empfänglichkeit gegen Ansteckung eine persönlich sehr verschiedene und um so größer, je mehr die persönliche Widerstandskraft darniederliegt, je mehr die natürlichen Schutz= und Abwehrstoffe des Körpers

versagen, je zahlreicher und giftiger die Krankheits=
erreger sind.

Solche Schutzstoffe, die sich im Körper einer Frau, z. B. während sie an Scharlach erkrankt war, gebildet haben, können später durch die Mutter=Milch auf das Kind übergehen, und dieses dadurch schon einigermaßen „geschützt" machen für den Fall, daß es später selbst die betreffende Krankheit bekommt.

60. Fr. **Auf welche Weise erfolgt die Ansteckung?**

A. Die Ansteckung ist entweder nur örtlich oder es wird sofort das Blut angesteckt und dann verbreitet sich die Ansteckung im ganzen Körper; solche ansteckende Krank= heiten nennt man „allgemein ansteckend".

Häufig ist die Ansteckung zuerst rein örtlich, es entsteht ein sogenannter Entzündungsherd und nach einiger Zeit entsteht durch Übergang der Krankheitserreger in den Blutkreislauf eine allgemeine Krankheit. So entsteht z. B. durch Verunreinigung einer kleinen Wunde mit eitererregenden Kleinlebewesen eine örtliche Eiterung und von hier aus eine Lymphgefäß= (=Saugadern=) und Lymphdrüsenentzündung und dann eine allgemeine Blut= vergiftung, die zum Tode führen kann.

Zu diesen Krankheiten gehört das Kindbettfieber. Wenn die Krankheit eine allgemeine wird, tritt ein mehr oder weniger hohes Fieber auf. Aber auch schon vorher kann durch Übertritt giftiger Stoffe aus dem örtlichen Eiterherd in das Blut Fieber auftreten. Die Klein= lebewesen, durch welche Wunden an den Geschlechtsteilen verunreinigt werden, können auch von Eiterungen an allen möglichen anderen Körperstellen kommen, z. B. von eitrigen Ohren= und Nasenflüssen, Eiterzähnen, eitrigen Hautausschlägen, ferner von unreinen Händen und Fingern, unreinen Instrumenten und Verbandstoffen, von schmutziger Wäsche usw. Die „allgemein ansteck= den" Krankheiten, wie Masern, Scharlach, Blattern, Typhus u. a. rufen von Anfang an hohes Fieber hervor.

61. Fr. **Was versteht man unter ansteckenden Geschlechts=krankheiten?**

A. Solche Krankheiten, welche auf die Geschlechtsteile, und zwar am häufigsten durch den Geschlechtsverkehr übertragen werden, nämlich Tripper, Syphilis und der sog. „weiche Schanker", welche von den Laien gewöhnlich unter dem Namen venerische Krankheiten zusammengefaßt werden, aber ganz verschiedene Krankheiten sind.

Die **Tripper**=Krankheit wird auf zarte Schleimhäute übertragen, und zwar beim Manne am häufigsten auf die Harnröhre, beim Weibe ebenfalls auf die Harnröhren und auf die Schleimhaut der Scheide und des Halskanals, von wo die dadurch hervorgerufene Entzündung auf den Gebärmutterkörper und die Eileiter sich fortsetzt und neben Entzündungen im Becken Unfruchtbarkeit hervorruft. Anderseits kann die Entzündung auf die Blase und auf die Nieren übergreifen. Die Tripperansteckung ist in der Regel eine rein örtliche Erkrankung, die fast niemals allgemein wird. Sehr gefährlich ist sie für das kindliche Auge, das bei der Geburt angesteckt werden kann. Aber auch das Auge des Erwachsenen kann durch Berührung mit der geringsten Menge jenes Schleimes in der gefährlichsten Weise erkranken.

Die **Syphilis** wird auch in der Regel auf die Schleimhäute der Geschlechtsteile, und zwar an Stellen, wo kleine Verletzungen sich befinden, übertragen. Sie ist anfangs eine örtliche Krankheit und es bildet sich ein eiterndes Geschwür, in der Folge aber wird sie zu einer allgemeinen Krankheit, indem die Krankheitserreger in den Blutkreislauf eindringen. Es kommt zu Hautausschlägen, Drüsenanschwellungen und später zu Knochenerkrankungen, Erkrankungen der Eingeweide, des Gehirns und zuweilen zu unheilbaren Geisteskrankheiten. Bei schwangeren syphilitischen Frauen erkrankt das Kind und stirbt nicht selten vor der Geburt ab, in anderen

Fällen werden die Kinder anscheinend gesund geboren und erkranken erst nach der Geburt an ererbter Syphilis. Sehr wichtig ist, daß die Syphilis auch auf kleine Wunden der Haut übertragen werden kann, weshalb die Hebamme in ihrem eigenen Interesse sorgfältig darauf achten muß, das sie keine Verletzungen an den Fingern hat.

Der beste Schutz ist hierbei entweder die Unterlassung der inneren Untersuchung bei Frauen, die Geschwüre an den äußeren Geschlechtsteilen oder um den After haben, oder der Gebrauch von Gummihandschuhen, welche unmittelbar vor ihrem Gebrauche auszukochen wären.

Der **weiche Schanker** verursacht ein eitriges Geschwür an einer Stelle der Haut oder Schleimhaut, und greift oft über auf die benachbarten Lymph=Drüsen, z. B. die der Leisten=Gegend, an denen sich dann ebenfalls eitrige Entzündung entwickelt.

62. Fr. **Woran kann die Hebamme am häufigsten das Bestehen einer ansteckenden oder bösartigen Krankheit erkennen?**

A. An den bei solchen Krankheiten häufigen und oft schon für das betreffende Leiden charakteristischen Ausflüssen aus den Geschlechts=Teilen:

1. Der sog. „weiße Fluß". Dies ist in der Regel die harmloseste Art eines Frauen=Ausflusses, da er meist nur durch einen einfachen Katarrh der Gebärmutter=Schleimhaut verursacht wird. Er tritt oft unmittelbar im Anschluß an ein Wochenbett auf, und zwar in der Weise, daß der normale weiße Wochenbetts=Fluß der letzten Zeit des Wochenbettes nicht aufhört, sondern als ein — dann aber krankhafter — „weißer Fluß" bestehen bleibt.

Eine häufige Ursache dieser Art des Ausflusses bei Frauen sind auch die bei Geburten entstehenden Einrisse am Muttermund, weil durch sie oft ein vollständiger

Verschluß des Mutterhalses verhindert, und damit das Eindringen von Staub und Krankheits=Keimen in die Gebärmutter ermöglicht wird. Da sich aber solche Ein= risse schon durch eine ganz ungefährliche, kleine Operation vollständig beseitigen lassen, so ist in solchen Fällen auch der die Frauen oft sehr belästigende weiße Fluß rasch und sicher heilbar, ebenso in vielen Fällen, bei denen dieser Ausfluß eine andere Ursache hat.

Trotz der Ungefährlichkeit solcher Ausflüsse soll daher die Hebamme jeder Frau, die an weißem Fluß leidet, dringend zu einer ärztlichen Behandlung raten, sie selbst aber darf auch eine Behandlung dieses Leidens unter keinen Umständen übernehmen.

2. Ein **reingelber** oder gelblicher Ausfluß aus den Geschlechtsteilen einer Frau kann nur durch eine Er= krankung mit Eiter=Bildung zustande kommen und die Hebamme muß sich daher in jedem Falle, bei dem sie mit solchem Ausfluß in Berührung gekommen ist, genau so verhalten, wie sie es auch sonst zu tun hat, wenn sie Eiter berührt hat. Schon aus diesem Grund soll sie auch auf jede weitere, vor allem die innerliche Untersuchung solcher Frauen verzichten, und diese einem Arzt zuschicken, sobald sie — z. B. durch gelbe Flecken an der Wäsche — auf das Vorhandensein eines eiterigen Ausflusses aufmerksam wurde.

Besonders gefährlich für die Hebamme selbst können Eiter=Ansammlungen werden, die sich manchmal in einer der Drüsen am Scheiden=Eingang bilden, denn:

Wenn deren Ausgang durch die Entzündung verstopft ist, so kann sich in einem solchen „Abszeß" viel Eiter unter hohem Druck ansammeln. Das einfache Aus= einanderspreizen der Schamlippen bei Beginn der inneren Untersuchung genügt aber dann oft schon, um ein plötz= liches Herausspritzen solchen Eiters zu ermöglichen und dabei könnte u. a. leicht auch Eiter in die Augen der Hebamme kommen, was Erblindung zur Folge haben

könnte, besonders wenn der Eiter Tripper-Keime enthält.
3. Für eine **Tripper-Erkrankung** charakteristisch ist allerdings nicht der rein gelbe, sondern vielmehr der **grünliche** oder **grünlich-gelbe** Ausfluß, der sich meist schon durch die charakteristischen, so gefärbten Flecken an der Wäsche und einen unangenehmen, fad süßlichen Geruch bemerkbar macht.
Allein schon wegen der enormen Gefahr, das Tripper-Gift auf andere zu übertragen, etwa auf die nächste von der betreffenden Hebamme zu untersuchenden Frau, sollte diese auf jede innerliche Untersuchung verzichten, sobald solche grüne Flecken in der Wäsche das Bestehen einer Tripper-Erkrankung auch nur wahrscheinlich machen:
Hat die Hebamme bei einer Schwangeren einen solchen auf Tripper verdächtigen Ausfluß festgestellt, so soll sie ihren dringenden Rat, alsbald einen Arzt aufzusuchen, noch durch folgende Hinweise ergänzen:

a) Soll sie eine solche Frau auf die Gefahr aufmerksam machen, die nach F. 390 für die Augen des zu erwartenden Kindes besteht, und ihr raten, doch unter allen Umständen dafür zu sorgen, daß alsbald nach der Entbindung bei dem Kinde die F. 175—177 besprochenen Schutzmaßregeln (Einträufelung) angewendet werden:

b) Muß man einer solchen Frau sagen, daß eine sofortige gründliche Behandlung dieses Leidens auch für sie selbst deshalb notwendig ist, weil beim Fortbestehen des Trippers bis zur Entbindung schwerstes Wochenbetts-Fieber allein schon durch das Tripper-Gift entstehen kann.

4. **Blutige** Ausflüsse sind praktisch gleichbedeutend mit „Blutungen" und müssen schon deshalb die Hebamme veranlassen, auf jede Weiterbehandlung des Falles zu verzichten und die Frau dem Arzt zu überweisen. Besteht aber bei einer Schwangeren blutiger Ausfluß, dann muß die Hebamme auch darauf gefaßt sein, durch eine innerliche Untersuchung eine sofortige sehr schwere Blutung

zu verursachen, z. B. wenn es sich um einen Fall von vorliegendem Mutterkuchen handelt.

Unter keinen Umständen darf sie daher in einem solchen Fall innerlich untersuchen, ohne vorher alles für eine sofortige Scheiden=Tamponade vorbereitet zu haben.

Außerhalb einer Schwangerschaft muß man bei blutigem Ausfluß stets auch mit der Möglichkeit einer Krebs=Erkrankung rechnen, auch dann, wenn man bei der innerlichen Untersuchung keine Stelle fühlt, von der die Blutung ausgeht, da diese ihren Ursprung von einer erkrankten Stelle haben kann, die weit über dem geschlossenen Muttermund liegt.

5. Geradezu charakteristisch für einen Gebärmutter= Krebs ist endlich ein Ausfluß, der wenig oder gar nicht blutig, sondern in der Hauptsache **fleischwasser**= oder **fleischsuppen=ähnlich** aussieht und mehr oder weniger übel riecht, und da dieser üble Geruch eine Folge fauliger Zersetzung ist, so gilt auch für alle Fälle, bei denen die Hebamme mit solchen Ausflüssen in Berührung gekommen ist, das beim Eiter=Ausfluß Gesagte. „Ansteckend" aber ist Krebs an sich nicht. Daß es Gewissens= Pflicht für jede Hebamme sein muß, gerade Frauen mit solchem Ausfluß möglichst bald und sicher in fachärztliche Behandlung zu bringen, ist selbstverständlich.

Sehr verdächtig auf Krebs ist ferner gerade bei jüngeren Frauen, die Angabe, daß etwas Blut oder blutiger Schleim abgeht nach dem ehelichen Verkehr oder nach Spülungen mit einem Mutterrohr.

Ferner die Angabe, daß die Frau an „Hämorrhoidal= Blutungen" leide, weil das Blut oft nur scheinbar aus dem After, tatsächlich aber aus den Geschlechts=Teilen stammt.

Endlich können auch Anschwellen eines Fußes oder Schmerzen in einem Bein, welche die Frau für „Ischias" hält, durch eine bösartige Geschwulst im kleinen Becken verursacht sein.

Kapitel II.

Schwangerschaft.

Begriff und Ursache.

63. Fr. **Welche Fragen hat sich die Hebamme bei jeder Untersuchung auf Schwangerschaft, bzw. jeder Übernahme einer Geburt alsbald selbst zu stellen, und nach Möglichkeit zu beantworten?**

A. 1. Ist die Frau überhaupt schwanger? Wenn „ja":

2. Wie lange hat die Schwangerschaft gedauert, bzw. in welchem Monat ist die Frau schwanger?

3. War die Frau während dieser Schwangerschaft bisher immer gesund und ist sie es noch?

4. Hat die Geburt schon begonnen? (Anzeichen des Beginnes einer Geburt vgl. F. 154). Wenn „ja":

5. Wie weit ist die Geburt schon vorgeschritten, in welcher Geburts=Periode befindet sich die Gebärende?

6. Entsprechen die Wehen nach Häufigkeit, Dauer und Stärke dieser gerade bestehenden Geburts=Periode?

7. Lebt das Kind?

8. Wie liegt das Kind?

9. Wie ist das Becken, d. i. der knöcherne Geburts=kanal, und wie sind die Weichteile, vor allem also der Mutter=Hals, bzw. Mutter=Mund beschaffen?
10. Hat die Frau schon früher geboren, wie oft, und wie sind die früheren Schwanger=schaften, Entbindungen und Wochenbetten ver=laufen? (Wobei auch alle eventuellen Ab=gänge und Fehlgeburten berücksichtigt werden müssen.)

64. Fr. **Was versteht man unter Schwangerschaft?**

A. Denjenigen Zustand, in welchem sich der weibliche Körper vom Augenblick der Empfängnis bis zur Geburt befindet.

65. Fr. **Wodurch erfolgt die Empfängnis der Frau?**

A. Durch Vereinigung des männlichen Samens mit dem weiblichen Ei.

66. Fr. **Wo erfolgt die Empfängnis?**

A. Jedenfalls am häufigsten (wenn nicht ausschließ=lich) in einem der Ei-Leiter, von dem aus dann das schon befruchtete Eichen in die Gebärmutter=Höhle gelangt, wahrscheinlich durch schiebende Bewegungen der Wand des Ei=Leiters, denn: Sich selbst bewegen kann auch das befruchtete Eichen nicht, im Gegensatz zu den männlichen Keim=Zellen, den Samen=Fäden, die durch sehr schnelles Hinundherbewegen ihres „Fadens" sich fort transportieren?

67. Fr. **Wann kann das Weib empfangen?**

A. Vom Beginn der Geschlechtsreife bis zum Ende derselben zu jeder Zeit, am häufigsten jedoch kurz vor oder gleich nach der monatlichen Regel, im Gegen=satz zu den Tieren, die nur zu bestimmten Zeiten auf=nehmen können.

Dauer und Berechnung.

68. Fr. Wie lange dauert die Schwangerschaft beim Weibe?

A. In der Regel 280 Tage = 9 Kalendermonate und 7 Tage dazu; oder 10 Schwangerschaftsmonate (von je 28 Tagen) oder 40 Wochen.

69. Fr. Wie berechnet man die Schwangerschaftsdauer?

A. Entweder von dem bekannten Tage der Empfängnis an, wozu man einfach 9 Kalendermonate rechnet; oder man rechnet zu dem Tage, an welchem die letzte monatliche Regel eingetreten ist, also vom ersten Tag der letzten Regel ab, 7 Tage hinzu und dann 9 Kalendermonate vorwärts oder 3 Monate rückwärts; oder man rechnet nach dem Eintreten der ersten Kindsbewegungen bei Erstgeschwängerten noch 20 Wochen, bei Mehrgeschwängerten noch 21 bis 22 Wochen dazu.

70. Fr. Welchen Wert haben die verschiedenen Berechnungsarten der Schwangerschaftsdauer?

A. Am besten zutreffend ist die Rechnung nach dem Tage des befruchtenden Beischlafes, welchen man viel öfter erfährt als man denkt.

Auch gut zutreffend ist die Rechnung nach der letzt eingetretenen Regel, jedoch nur bei solchen Personen, welche die monatliche Reinigung immer ganz regelmäßig gehabt haben. Erfährt man, daß die letzte Regel viel schwächer war als sonst, so muß diejenige Regel als die letzte gelten, welche noch von der gewöhnlichen Stärke war (vgl. S. 21, Fr. 52).

Die Rechnung von dem Auftreten der ersten Kindsbewegungen trifft nur bei solchen Frauen zu, die auf sich sehr aufmerksam gewesen sind; gewöhnlich wird aber nach dieser Rechnung die Geburt als zu spät berechnet.

Arten der Schwangerschaft.

71. Fr. Was gibt es für Schwangerschaften?

A. Einfache, mehrfache, regelmäßige und unregelmäßige.

72. Fr. Wann ist die Schwangerschaft eine einfache oder mehrfache?

A. Einfach, wenn nur eine Frucht, mehrfach, wenn mehrere Früchte gebildet werden.

73. Fr. Wann heißt man die Schwangerschaft eine regelmäßige und wann eine unregelmäßige?

A. Regelmäßig, wenn das in die Gebärmutterhöhle gelangte befruchtete Ei seine vollkommene Ausbildung darin erlangt und sich die Schwangere ganz wohl dabei befindet.

Unregelmäßig, wenn das befruchtete Ei sich nicht in der Gebärmutter, sondern im Eierstocke, Eileiter oder in der Bauchhöhle entwickelt (Eierstocks-, Eileiter-, Bauchhöhlen-Schwangerschaft) oder wenn bei richtigem Sitze des Eies in der Gebärmutter dasselbe erkrankt und in seiner Entwicklung gestört wird, oder wenn das Befinden der Mutter durch die Schwangerschaft geschädigt wird, endlich wenn die Frucht zu früh ausgestoßen wird.

Kennzeichen.

74. Fr. Welche Kennzeichen haben wir für die Schwangerschaft?

A. Unsichere, wahrscheinliche und sichere Zeichen.

75. Fr. Was sind unsichere Schwangerschafts-Zeichen?

A. Die unsicheren Zeichen gehen vom Allgemeinbefinden der Frau aus und bestehen in Übelkeit, Erbrechen von Wasser und Schleim (namentlich morgens nüchtern), Urindrang, veränderten Gesichtszügen, dunkeln Flecken im Gesichte und an anderen Stellen des Körpers, in der veränderten Stimmung, in Zahnschmerzen, Herzklopfen, Anschwellen der Beine, Blutaderknoten; zu den unsicheren Zeichen gehören auch die Schwangerschaftsstreifen.

76. Fr. **Was sind wahrscheinliche Schwangerschafts-Zeichen?**

A. Die wahrscheinlichen Zeichen gehen von den Geschlechtsteilen der Mutter aus und bestehen in dem Aufhören der Regel, dem gleichmäßigen Wachsen der Gebärmutter aus der Beckenhöhle nach aufwärts, den Veränderungen an der Schleimhaut der äußeren Geschlechtsteile, an der Scheide und am Scheidenteile, dem Weicher-Werden der Gebärmutter, dem Gebärmuttergeräusche, endlich in den Veränderungen an den Brüsten (Fr. 95, Abs. 2).

77. Fr. **Was sind sichere Schwangerschafts-Zeichen?**

A. Die sicheren Zeichen gehen vom Kinde aus und können erst von der Mitte der Schwangerschaft an erkannt werden. Sie bestehen in dem Fühlen der Kindesteile, in dem Hören, Sehen oder Fühlen der Kindesbewegungen, in dem Hören der Herztöne oder des Nabelschnurgeräusches.

78. Fr. **Ist die Schwangerschaft sicher, wenn mehrere wahrscheinliche Zeichen vorhanden sind?**

A. Nein, denn: Wenn z. B. durch einen krankhaften Verschluß im Gebärmutter-Hals das Monats-Blut nicht abfließen kann, dann:
1. bleibt auch die Monats-Blutung aus.
2. Wird die Gebärmutter, in der das Blut zurückgehalten wird, größer und
3. auch weicher, weil sie ja mit einer Flüssigkeit (dem Blut) gefüllt ist,

und trotzdem ist eine solche Frau nicht schwanger.

79. Fr. **Wie viele sichere Zeichen braucht man, um Schwangerschaft gewiß zu erkennen?**

A. Zur Erkenntnis der Schwangerschaft braucht man

nur eines der drei sicheren Zeichen; wenn aber das Kind tot ist, so trifft überhaupt nur eines der drei Zeichen zu, nämlich das Fühlen der Kindesteile.

80. Fr. **Können auch die sog. sicheren Zeichen mit etwas verwechselt werden? Womit?**

A. 1. Für Kindsteile halten kann man z. B. die oft sehr verschieden großen und geformten Knoten einer Gebärmutter= oder Eierstocks=Geschwulst.

2. Für Kinds=Bewegungen gehalten werden die häufig ebenfalls sichtbaren, fühlbaren und hörbaren (sog. peristaltischen) Bewegungen der Dünndarm=Schlingen, besonders von solchen Frauen, die dringend wünschen, in anderen Umständen zu sein (also bei sog. „nervöser eingebildeter Schwangerschaft").

3. Sogar das Hören kindlicher Herztöne (oder von Nabelschnur=Geräuschen) könnte unter besonderen Umständen einmal vorgetäuscht werden durch einen sehr raschen und krankhaft doppelt schlagenden Puls der Mutter (bzw. durch ein bei solchem Puls hörbares Gebärmutter=Geräusch).

Da dies aber kaum je, jedenfalls nur äußerst selten vorkommt, und dann immer durch die Kontrolle des mütterlichen Pulses sicher festgestellt werden kann, so sind die kindlichen Herztöne das zuverlässigste Schwangerschafts=Zeichen.

81. Fr. **Wie horcht man die kindlichen Herztöne und wodurch unterscheiden sie sich vom Puls der mütterlichen Bauch=Schlagader?**

A. Gleichzeitig, während das Ohr der Hebamme mittels des Hörrohres die kindlichen Herztöne zählt, muß ihre Hand den mütterlichen Puls am Handgelenk der Frau mitfühlen.

Unter **normalen** Verhältnissen werden sich dann folgende Unterschiede ergeben:

1. Die **Zahl** der kindlichen Herztöne ist ungefähr **doppelt so groß** wie die der mütterlichen Pulsschläge, nämlich ca. 140, bei einem Puls der Mutter von 70 Schlägen in der Minute.

2. Der Ton des kindlichen Herzens ist ein **Doppel-Schlag** (nämlich: tick-tack, tick-tack, tick-tack) im Gegensatz zum mütterlichen Puls-Schlag, der nur **ein-tönig** ist (nämlich: tick, tick, tack).

Erste und wiederholte Schwangerschaft.

82. Fr. **Welches sind die Unterschiede zwischen Erst- und Mehr-Geschwängerten?**

A. Es finden sich bei:

Erst-Gebärenden	Mehr-Gebärenden
1. Frische Streifen.	1. Frische und alte Streifen.
2. Straffe Bauchdecken.	2. Schlaffe Bauchdecken, bei Viel-Gebärenden Hängebauch mit Auseinanderweichen des geraden Bauch-Muskels in der Mittel-Linie.
Längs-ovale Leibesform.	Kugelige oder quer-ovale Leibes-Form.
3. Nicht verletzter Damm.	3. Zuweilen narbiger oder teilweise fehlender Damm.
4. Hinteres Bändchen erhalten. Jungfern-Häutchen nur eingerissen. Selten stärkere Krampf-Adern.	4. Hinteres Bändchen zerstört. Vom Jungfern-Häutchen sind noch nur die myrtenförmigen Reste vorhanden. Häufig stärkere Krampfadern.
5. Die Muttermundslippen schließen aneinander.	5. Die Muttermunds-Lippen klaffen.

6. Die Scheidenwände sind straff, nur wenig im Eingang sichtbar.	6. Die Scheidenwände sind schlaff, sehr faltig, häufig in den Eingang hereinhängend.
7. Der Scheiden-Teil ist zapfenförmig (konisch).	7. Der Scheidenteil ist walzenförmig, wulstig.
8. Der äußere Muttermund ist grübchenförmig, in ihm ein Schleim-Pfropf.	8. Der äußere Muttermund ist quer gespalten und hat oft Einrisse nach einer oder beiden Seiten.
Der Hals-Kanal ist nicht für den Finger durchgängig.	Der Hals-Kanal ist meist für einen Finger durchgängig.
9. Der Kopf des Kindes steht im letzten Schwangerschaftsmonat meist schon tief im Becken.	9. Der Kopf des Kindes bleibt bis zur Geburt beweglich über dem Becken-Eingang.
10. Die Brüste sind straff, breit aufsitzend, die Warzen klein.	10. Die Brüste sind schlaff, überhängend, die Warzen oft zerklüftet, größer und scharf abgesetzt.

Zwillingsschwangerschaft.

83. Fr. **Wann läßt sich Zwillingsschwangerschaft annehmen?**

A. Wenn man an verschiedenen Stellen der Gebärmutter Herztöne von verschiedener Häufigkeit hören oder Kindesteile fühlen kann, die nicht einem Kinde angehören können.

Da aber das Vorhandensein einer Zwillings-Schwangerschaft aus den S. 122 Fr. 261 angeführten Gründen eine Schwangere mit Recht beunruhigt, so soll die Hebamme es vermeiden, von einer solchen zu sprechen, solange sie nicht ganz sicher festgestellt ist.

Veränderungen durch die Schwangerschaft.

84. Fr. **Welche Veränderungen werden durch die Schwangerschaft hervorgebracht?**

A. Veränderungen im Ei, in den weiblichen Geschlechtsteilen und im ganzen übrigen weiblichen Körper.

85. Fr. **Woraus besteht das reife menschliche Ei?**

A. Aus der Frucht, der Nabelschnur, dem Mutterkuchen, den Eihäuten und dem Fruchtwasser.

Frucht.

86. Fr. **Welche Veränderungen erfährt im Laufe der Schwangerschaft die Frucht in bezug auf Größe, Form usw.?**

A. Am Ende des 3. Monats ist die Frucht in allen Teilen schon ziemlich entwickelt und das Geschlecht erkennbar.

Am Ende des 5. Monats führt die Frucht die ersten fühlbaren Kindesbewegungen aus.

Am Ende des 6. Monats entstehen Wollhaare; die Haut sondert eine weißliche, klebrige Masse, den Kindesschleim ab, der sie überzieht.

Vom Ende des 7. Monats an kann das Kind, wenn es geboren wird, am Leben erhalten bleiben.

Im 9. und 10. Monate fallen die Wollhaare wieder aus. Kinder, welche vor der 28. Schwangerschaftswoche zur Welt kommen und unter 35 cm Länge aufweisen, sind gewöhnlich als nicht lebensfähig zu betrachten.

In der 2. Hälfte der Schwangerschaft nimmt die Länge der Frucht vom Scheitel bis zur Ferse bei ausgestreckten Beinen alle 4 Wochen um durchschnittlich 5 cm zu.

Am Ende der einzelnen Schwangerschafts-Monate ist das Kind ungefähr:

Monat	Zentimeter lang	Gramm schwer
I	$1 \times 1 = 1$ cm	—
II	$2 \times 2 = 4$ „	—
III	$3 \times 3 = 9$ „	—
IV	$4 \times 4 = 16$ „	—
V	$5 \times 5 = 25$ „	—

Monat	Zentimeter lang	Gramm schwer
VI	6 × 5 = 30 cm	1 × 600 = 600 g
VII	7 × 5 = 35 „	2 × 600 = 1200 „
VIII	8 × 5 = 40 „	3 × 600 = 1800 „
IX	9 × 5 = 45 „	4 × 600 = 2400 „
X	10 × 5 = 50 „	5 × 600 = 3000 „

Reifes Kind.

87. Fr. Welches sind die Kennzeichen der Reife eines einzelnen neugeborenen Kindes?

A. Die Länge beträgt wenigstens 48 cm, das Gewicht mindestens 2500 g, die Haut ist hellrot, die Nägel an den Fingern und Zehen sind fest und an den Fingern über die Spitzen der letzten Glieder hervorragend, die Hoden sind im Hodensacke, die großen Schamlippen bedecken die kleinen, Körper und Gliedmaßen sind rund und voll, die Stimme des Kindes ist hell und stark, Ohren und Nase sind festknorpelig, das Gesicht ist voll und rund; am Schädel stoßen die Knochen in den Nähten fest aneinander.

Die Hebamme ist besonders bei der Geburt unehelicher Kinder verpflichtet, jedesmal genaues Maß von Körperlänge und Kopfumfang zu nehmen und aufzuschreiben, weil die Hebamme oft erst nach langer Zeit als Zeugin vernommen und vor Gericht über diese Frage befragt werden kann.

88. Fr. Wodurch wird während der Schwangerschaft bei der Frucht die Atmung und Ernährung betätigt?

A. Durch den Mutterkuchen. Dieser ersetzt vor allem während des kindlichen Lebens in der Mutter den Lungen=Kreislauf (Fr. 44) des Kindes, denn: Ebenso wie beim geborenen Kind (nach Fr. 44) das mit Kohlensäure verunreinigte Blut aus dem rechten Herzen in die Lungen gepumpt wird und in diesen die Kohlensäure abgibt, sowie frischen Sauerstoff aus der eingeatmeten Luft aufnimmt:

Ebenso tritt in der Placenta die Kohlensäure aus den feinsten vom Kind herkommenden Gefäßchen aus und über in die Gefäßchen der Mutter an der Placenta-Stelle, während aus diesen der frische Sauerstoff übergeht in die Gefäße der kindlichen Zellen, von denen aus er in die Nabelschnur und durch diese zum Kind gelangt.

Den gleichen Weg nehmen auch die aus der Nahrung der Mutter im mütterlichen Darm bereiteten und dann (Fr. 48) in's mütterliche Blut übergangenen **Nähr-Stoffe**, denn:

Da das Kind ja selbst in seinen Mund, Magen, Darm usw. keine Nahrung aufnimmt, so muß auch diese seinem Blut aus dem Blut der Mutter zugeführt werden.

Nabelschnur.

89. Fr. **Wie verhält sich die Nabelschnur?**

A. Die Nabelschnur ist meist ungefähr so lang wie das Kind. Sie verbindet den Mutterkuchen mit dem Kinde und enthält drei Adern, **eine Blutader und zwei Schlagadern**, welche von einer sulzigen Masse umgeben, durch Drehungen des Kindes in der Gebärmutter mehr oder weniger gewunden und von der Nabelschnurscheide überzogen sind. Die Blutader führt das Blut von der Mutter dem Kinde zu, die Schlagadern führen das verbrauchte Blut stoßweise, d. h. pulsierend nach dem Mutterkuchen ab.

Eihäute.

90. Fr. **Was gibt es für Eihäute?**

A. Eine mütterliche Eihaut, die **Siebhaut**, welche aus zwei Schichten besteht, deren äußere nichts anderes als die gewucherte Gebärmutterschleimhaut ist, während die **innere** Schicht dadurch entsteht, daß das

Ei an der Stelle, wo es sich in die Gebärmutterschleim=
haut eingesenkt hat, von der Siebhaut überwachsen wird,
ferner die sog. Flockenhaut, später Lederhaut
genannt, welche von der ursprünglichen feinen Haut des
Eies abstammt und die Wasserhaut, welche von der
Frucht gebildet wird.

Mutterkuchen.

91. Fr. **Woraus entwickelt sich der Mutterkuchen?**

A. Aus der vom Ei gebildeten Flocken=(Leder=)Haut
und aus der von der Gebärmutter=Schleimhaut ent=
standenen Siebhaut, und zwar an der Stelle, an welcher
sich das Ei zuerst in die Wand der Gebärmutter ver=
senkt hat.

Fruchtblase.

92. Fr. **Woraus besteht die Fruchtblase und was enthält sie?**

A. Aus der Leder= und Wasserhaut, welche miteinander
lose verwachsen sind und von welcher die letztere außer
der Frucht das Fruchtwasser enthält, eine helle, nur
durch die Flocken des Kindsschleimes und die ausgefallenen
Wollhaare leicht getrübte Flüssigkeit.

Falsches Wasser.

93. Fr. **Was versteht man unter sog. falschem Wasser?**

A. Das Wasser, welches sich zuweilen zwischen der
Leder= und Wasserhaut oder auch zwischen den Blättern
der Siebhaut ansammelt und manchmal schon in der
Schwangerschaft ruckweise abgehen kann.

Nachgeburt.

94. Fr. **Was nennt man Nachgeburt?**

A. Den Mutterkuchen, samt den Eihäuten und der
Nabelschnur, welche nach der Geburt des Kindes aus=
gestoßen werden.

Veränderungen des weiblichen Körpers.

95. Fr. Wie verändern sich die weiblichen Geschlechtsteile durch die Schwangerschaft?

A. Die Gebärmutter lockert sich auf, die Gebärmutterwände verdicken sich, die ganze Gebärmutter vergrößert sich. Vom 3. Monate an hat die Gebärmutter eine kugelige Gestalt, vom 6. Monate an eine eiförmige. Der Gebärmutterhals erweitert und verkürzt sich etwas, aber er „verstreicht" erst während der Geburt.

Die Scheidenwände werden dicker, bläulich gefärbt, die Schamlippen gedunsen, häufig mit Blutadern gefüllt, die Brüste werden voller, die Warzen der Brüste lassen eine molkenartige Flüssigkeit austreten. Auf der Bauchhaut zeigen sich bläulich rote Streifen, die Mittellinie des Bauches färbt sich braun ꝛc.

96. Fr. Wo steht der Gebärmutter-Grund am Ende der verschiedenen Schwangerschafts-Monate?

A. Infolge der Vergrößerung der Gebärmutter steigt diese vom 3. Monat an aus der Becken-Höhle in die Bauch-Höhle, und zwar steht der Gebärmutter-Grund:

Am Ende des 3. Monates:	Am oberen Rande der Schamfuge,
" " " 4. "	ca. 2 Querfinger über der Schamfuge,
" " " 5. "	in der Mitte zwischen der Schamfuge u. dem Nabel,
" " " 6. "	am Nabel,
" " " 7. "	ca. 2 Querfinger über dem Nabel,
" " " 8. "	in der Mitte zwischen dem Nabel und Schwertfortsatz des Brustbeines,
" " " 9. "	am Schwertfortsatz des Brustbeines,
" " " 10. "	wieder da, wo er am Ende des 8. stand.

97. Fr. Welche Veränderungen zeigen sich im übrigen weib=
lichen Körper während der Schwangerschaft?

A. Störungen des Allgemeinbefindens, wie sie bereits unter den unsicheren Zeichen der Schwangerschaft bei Nr. 75 aufgeführt sind.

Geburtshilfliche Untersuchung der Schwangeren und Gebärenden.

98. Fr. Wodurch gewinnt die Hebamme ein sicheres Urteil über Stand und Zeit der Schwangerschaft?

A. Durch die geburtshilfliche Untersuchung.

99. Fr. Wie teilt man die geburtshilfliche Untersuchung ein?

A. In eine äußere und innere Untersuchung.

Äußere Untersuchung.

100. Fr. Wie wird die äußere Untersuchung Schwangerer oder Gebärender ausgeführt?

A. Durch Untersuchung der Brüste und des Bauches.

Untersuchung der Brüste.

101. Fr. Wie untersucht man die Brüste Schwangerer oder Gebärender?

A. Man besichtigt sie und fühlt, ob dieselben groß oder klein, schlaff herabhängend oder fest aufsitzend sind, sich körnig anfühlen, ob die Brustwarzen gut gebildet und faßbar und die Haut derselben zum Wundwerden ge=
neigt ist.

Untersuchung des Bauches.

102. Fr. Wie wird der Bauch Schwangerer oder Gebärender am besten untersucht?

A. Durch Besichtigung, Betastung und Behorchung.

103. Fr. **Was hat man bei der Besichtigung des Bauches Schwangerer oder Gebärender alles zu berücksichtigen?**

A. Man besichtigt den Bauch, ob Spitz- oder Hängebauch, ob starke Verbreiterung vorhanden ist, ob narbenähnliche, weiß schillernde oder rötliche Streifen der Haut, Verletzungen, Wunden, Geschwüre, Geschwülste oder Auswüchse zu bemerken sind, ob Kindesbewegungen oder Bewegungen der Gebärmutter (Zusammenziehungen) gesehen werden.

Die vier Handgriffe.

104. Fr. **Wie wird die Betastung des Bauches Schwangerer oder Gebärender am zweckmäßigsten vorgenommen?**

A. Nach bewährten **4 Handgriffen**, welche in genauer Reihenfolge derart vorgenommen werden, daß man sich für die ersten 3 Griffe so an die Seite der zu untersuchenden Frau setzt, daß man sein Gesicht ihr zuwendet, während man beim 4. Griffe sich so an die Seite des Bettes stellt, daß man dem Gesichte der Schwangeren oder Gebärenden den Rücken zuwendet. Zum leichteren Verständnis dienen die am Schluß beigefügten Abbildungen.

105. Fr. **Wie wird der erste Handgriff vorgenommen und was läßt sich durch denselben feststellen?**

A. Beim 1. Griff (Tafel I) werden beide Hände mit den Fingerspitzen aneinandergeschoben, dann die Handflächen quer auf die Bauchdecken der Frau gelegt. Alsdann gleitet man sanft mit den gleichmäßig aufliegenden Handflächen über die schwangere Gebärmutter hin nach oben bis zu deren Grunde und bestimmt die Lage derselben im Verhältnis zum Nabel und zur Magengrube. Mit diesem Griffe erkennt man zugleich, ob das Kind gerade oder quer, ob im Grunde der Kopf oder Steiß liegt, wie groß das Kind und wie hoch der Grund der Gebärmutter steht.

106. Fr. **Wie wird der zweite Handgriff vorgenommen und was läßt sich durch denselben feststellen?**

A. Beim 2. Griff (Tafel II) gleiten beide langgestreckte und flachaufgelegte Hände von der Magengrube aus nach den Seiten des Bauches und den Längsseiten der Gebärmutter hin. Unter der einen Hand wird man die kleinen Kindesteile, mit der anderen die große lange Walze fühlen, welche dem kindlichen Rücken entspricht.

Bei diesem Griffe erleichtert man sich die Erkennung des kindlichen Rückens dadurch, daß man die eine Hand flach auf die Mittellinie des Bauches legt und die Gebärmutter sanft nach hinten zusammendrückt. Dadurch drängt man das Fruchtwasser nach der einen, den kindlichen Rücken nach der anderen Seite näher an die Bauchdecken der Frau hin und kann ihn nun hinter denselben mit der anderen Hand sehr leicht herausfühlen.

107. Fr. **Wie wird der dritte Handgriff vorgenommen und was läßt sich durch denselben feststellen?**

A. Beim 3. Griffe (Tafel III) spreizt die rechte oder linke Hand ihre Finger soweit wie möglich auseinander und umschließt mit dem Daumen und der Spitze des Mittelfingers in der Richtung nach der Beckenhöhle hin oder mehr wagrecht nahe über dem Beckeneingange den vorangehenden Kindesteil. Ist dieser hart und rund, so kann es nur der noch hochstehende Kopf sein, der sich wie eine harte Kugel umgreifen und hin und her bewegen läßt. Viel weicher und unebener stellt sich der Steiß dar. Fehlt ein vorangehender Kindesteil, so suche man nach dem Kopfe in der Seite der Gebärmutter. Es gelingt dies fast immer dadurch, daß man mit den Fingern der einen Hand die Gebärmutter mit kurzen Stößen beklopft. Der Kopf macht hierbei kurze springende Bewegungen.

Tafel I.

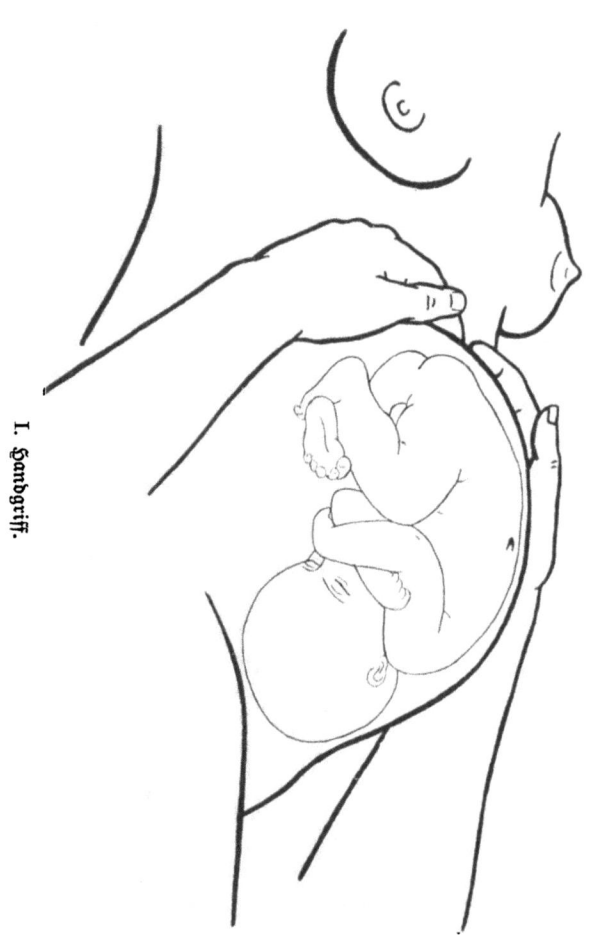

I. Handgriff.

Tafel II.

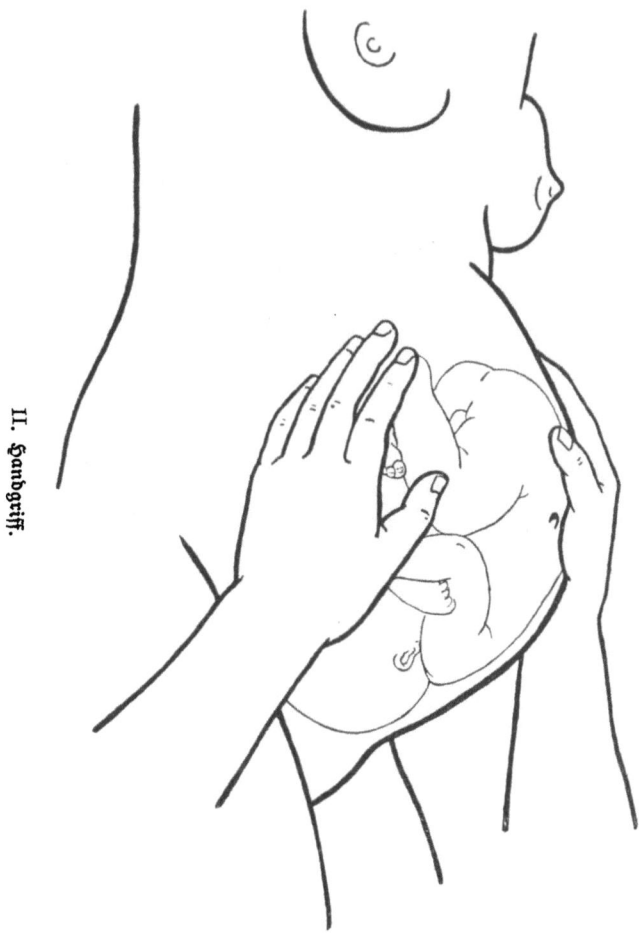

II. Handgriff.

v. Seuffert-Waibel, Leitf. f. d. Prüfung. d. Hebammen. 7. Aufl.

Tafel III.

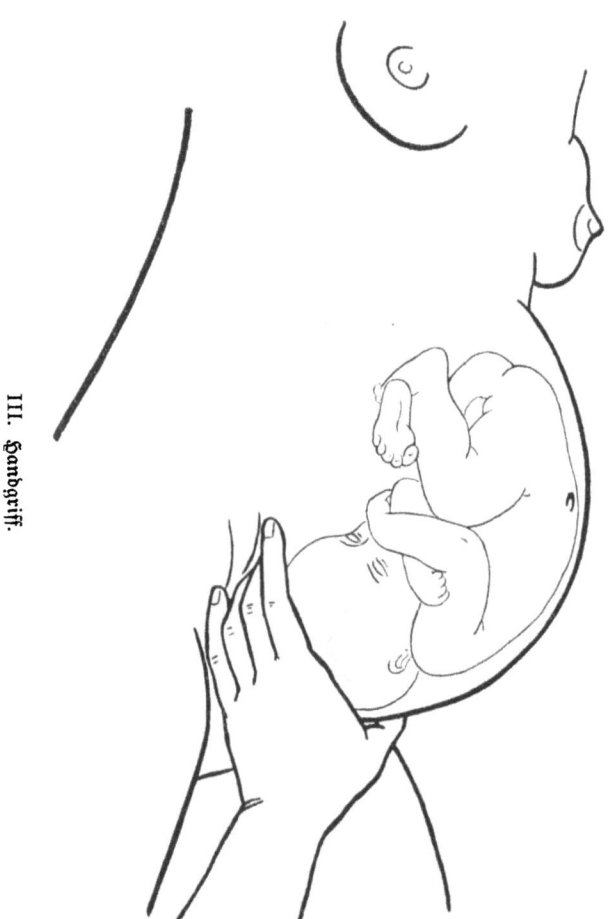

III. Handgriff.

Tafel IV.

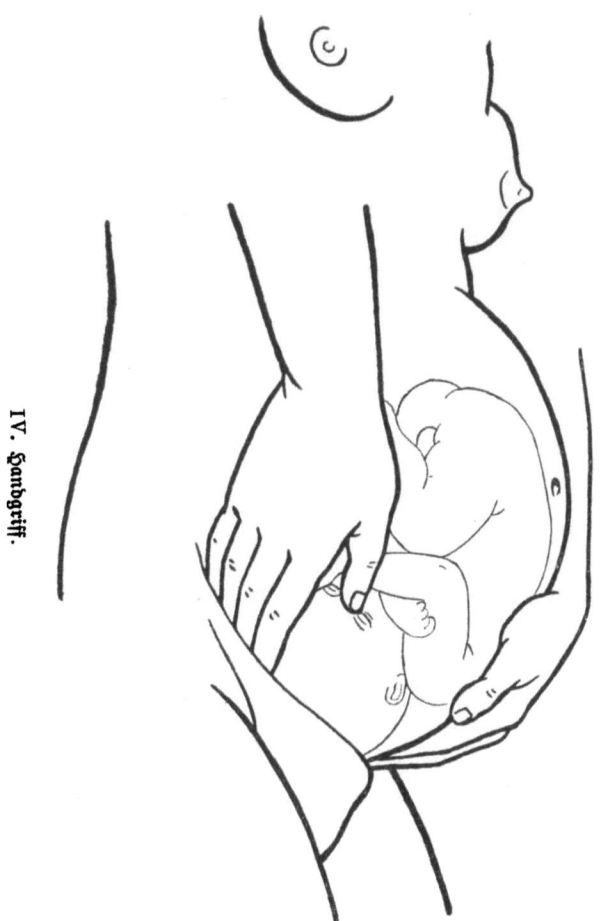

IV. Handgriff.

108. Fr. **Wie wird der vierte Handgriff vorgenommen und was läßt sich durch denselben feststellen?**

A. Befindet sich der Kopf schon tief im Becken, so kommt der 4. Griff (Tafel IV) zur Geltung, bei welchem man oberhalb der Weichen mit den Fingerspitzen beider Hände langsam und sanft an den Seiten des Beckens in die Tiefe eindringt. Sollte die Spannung der Bauchdecken das Eindringen der Fingerspitzen erschweren, so läßt man die zu Untersuchende die Schenkel etwas in die Höhe ziehen, die Fersen schließen und die Knie ein wenig spreizen. Bei tiefstehendem Kopfe fühlt man deutlich, daß ein **runder, harter Kindesteil das Becken voll einnimmt** und man kann die mehr vorgewölbte Stirn des Kopfes in der einen Seite von dem flachen Nacken in der entgegengesetzten Seite gut unterscheiden.

109. Fr. **Welches sind die wesentlichsten Punkte bei der Erkennung durch äußere Untersuchung Schwangerer oder Gebärender?**

A. Die wesentlichsten Punkte bei der Erkennung durch äußere Untersuchung sind:

I. Große Teile:

1. Der Kopf ist der härteste Teil des Kindes, von runder Form, vom Rumpfe abgesetzt, meist entfernt von den kleinen Teilen, über dem Kopfe ist die empfindlichste Stelle, weil Bauch und Gebärmutterwand hier gegen den härtesten Kindesteil gedrückt werden.

2. Der Steiß ist im Vergleich zum Kopfe nicht so hart, geht in den Rumpf ohne Absatz über, liegt in der Nähe der kleinen Teile; ist auf Druck nachgiebiger und für die Mutter weniger empfindlich zu betasten.

3. Mehrere große Teile zeigen Zwillinge oder Mißbildungen an.

II. **Kleine Teile** sind verschiebliche Knöchelchen; meist sind nur die Füße fühlbar. Viele kleine Teile an verschiedenen Stellen des Bauches deuten auf Zwillinge hin.

110. Fr. **Worauf hat man bei Behorchung des Bauches der Schwangeren oder Gebärenden zu achten?**

A. Auf die von der Frucht und von der Mutter ausgehenden Töne und Geräusche.

111. Fr. **Welche Töne und Geräusche hört man bei der Behorchung des Bauches Schwangerer oder Gebärender und wodurch äußern sich dieselben?**

A. a) Die Herztöne der Frucht, welche dem Ticktack einer Taschenuhr gleichen, 120—140 mal in der Minute schlagen und in der Regel da am deutlichsten gehört werden, wo die linke Seite der Brust oder des kindlichen Rückens der Bauchwand am nächsten liegen.

b) Der durch die Bewegungen der Frucht hervorgerufene Ton ist als dumpfes Anschlagen zu hören und wird besonders da gehört, wo die Füßchen liegen.

c) Das von den Adern der Nabelschnur ausgehende Geräusch ist ein schwaches Blasen oder Zischen von derselben Häufigkeit wie die Herztöne und entsteht vorzüglich bei Umschlingungen der Nabelschnur oder wenn diese einem Drucke ausgesetzt ist.

d) Das Gebärmuttergeräusch wird gehört als ein taktmäßiges, mit dem Pulse der Mutter gleichzeitiges Summen oder Sausen, am deutlichsten oberhalb der Leistengegenden.

Auch etwaige andere von Gefäßen der Mutter ausgehende Töne und Geräusche sind immer mit dem Pulse der Mutter gleichzeitig.

Lage, Stellung und Haltung der Frucht.

Lage.

112. Fr. **Was versteht man unter Lage der Frucht?**

A. Das Verhalten der Längsrichtung der Frucht zur Längsrichtung der Gebärmutter.

113. Fr. **Wie vielerlei Lagen der Frucht gibt es?**

A. Zweierlei: Fällt die Längsrichtung der Frucht mit Längsrichtung der Gebärmutter zusammen, so haben wir eine Geradlage; fällt die Längsrichtung der Frucht mit der Längsrichtung der Gebärmutter nicht zusammen und liegt also das Kind schief in der Gebärmutter, so haben wir eine Schieflage.

114. Fr. **Wie vielerlei Geradlagen gibt es?**

Zweierlei: Nämlich Kopflagen und Beckenendlagen. Es kommt also darauf an, was „vorangeht". Der Kopf oder das Beckenende.

115. Fr. **Welche Kindeslagen sind regelmäßige?**

A. Nur die Geradlagen, unter diesen nur die Kopflagen, und von diesen wieder nur die (hinteren) Hinterhaupts=Lagen.

Stellung.

116. Fr. **Was versteht man unter Stellung der Frucht?**

A. Die Richtung des Rückens der Frucht zur Gebärmutterwand.

117. Fr. **Welche Stellungen unterscheiden wir bei Gerad=Lagen.**

A. Die „Stellung" des Kindes wird durch die Lage seines Rückens bestimmt und zwar unterscheiden wir zunächst die:
Rücken=links=Stellung, die die häufigste ist, etwa doppelt so häufig als die rechte und daher erste Stellung genannt wird, ferner die:
Rücken=rechts=Stellung, bei der sich der kindliche Rücken in der rechten Bauchseite der Mutter befindet und die zweite Stellung genannt wird.

Außerdem unterscheiden aber auch manche Schulen noch eine:
Rücken=vorne=Stellung, wenn der Rücken des Kindes gegen die Bauchwand der Mutter gekehrt ist, und dann

kann man von einer linken (= ersten) und einer rechten (= zweiten) vorderen Stellung sprechen, ebenso von zwei:

Rücken=hinten=Stellungen, wenn sich der Rücken des Kindes auf der linken (erste) oder auf der rechten (zweite) Seite der Mutter befindet, aber gegen deren Rücken, also gegen die mütterliche Wirbelsäule zugewendet ist.

Haltung.

118. Fr. **Was versteht man unter Haltung der Frucht?**

A. Unter Haltung der Frucht versteht man das Verhalten der einzelnen Teile der Frucht zueinander, also wie die Frucht den Kopf zum Rumpf und die Gliedmaßen „hält".

119. Fr. **Welches ist die regelmäßige Haltung der Frucht?**

Der Rücken ist gekrümmt, der Kopf etwas gebeugt, die Arme sind an die Brust, die Oberschenkel an den Leib, die Unterschenkel an die Oberschenkel, die Füße an die Unterschenkel gezogen.

120. Fr. **Was versteht man unter Verletzung der regelmäßigen Frucht=Haltung?**

A. Jede Änderung der in A. 119 als „regelmäßig" geschilderten Haltung. Die Haltung ist also z. B. verletzt, sobald der Kopf nicht mehr auf die Brust gebeugt, sondern mehr oder weniger gestreckt ist, wie bei Stirn- oder Gesichtslagen, oder wenn die Ärmchen nicht mehr auf der Brust liegen, sondern (bei Kopf=Lagen Fr. 265) vorgefallen, oder (bei Becken=Endlagen Fr. 242) neben dem Kopf hinaufgeschlagen sind; ferner wenn einer oder beide Füße des Kindes ganz oder teilweise gestreckt sind (statt im Hüft= und Knie=Gelenk gebogen), wie z. B. bei Steiß- oder Fuß=Lagen (Fr. 243).
Endlich gehört zu den Haltungs=Verletzungen auch noch das Vorfallen der Nabelschnur.

121. Fr. **Warum ist die regelmäßige Haltung der Frucht die zweckmäßigste?**

A. Weil so das Kind am wenigsten Raum in der Gebärmutter einnimmt und der eiförmigen Gestalt der Gebärmutterhöhle am besten entspricht.

122. Fr. **Welche Kindes-Lage ist die häufigste?**

A. Die Kopf-Lage, und zwar in erster Stellung, Rücken vorne.

123. Fr. **Warum ist die Kopflage die häufigste Lage?**

A. Weil der Steiß mit den Füßen zusammen breiter ist als der Kopf und deshalb in dem breiteren oberen Ende der Gebärmutter — dem Gebärmuttergrunde — Stellung nimmt, während der Kopf sich in das schmälere untere Ende der Gebärmutter begibt; außerdem haben die Füßchen am bequemsten Platz im Gebärmuttergrunde, um sich zu bewegen.

124. Fr. **Von welcher Zeit der Schwangerschaft an wird die Lage eine mehr dauernde?**

A. Vom 7. bis 8. Monate an, denn um diese Zeit wird die Größe des Kindes über die Menge des Fruchtwassers überwiegend und nun ist das Kind gezwungen, in der Gebärmutter eine bestimmte Lage anzunehmen.

125. Fr. **Was versteht man unter Lage-Wechsel?**

A. Den Vorgang, wodurch sich das Kind aus Geradlage in Schieflage (oder umgekehrt) oder aus Beckenendlage in Kopflage (oder umgekehrt) begibt.

126. Fr. **Was versteht man unter Stellungs-Wechsel?**

A. Den Vorgang, wodurch sich das Kind bei gleichbleibender Lage aus erster Stellung in zweite begibt und umgekehrt.

Kindes=Bewegungen.

127. Fr. Wann bewegt sich das Kind besonders lebhaft?

A. Wenn es besonders viel Raum hat, z. B. bei sehr vielem Fruchtwasser oder wenn es unbequem liegt; in diesem Falle wird sich das Kind so lange lebhaft bewegen, bis es bequem liegt und dies ist gewöhnlich dann der Fall, wenn es mit dem Beckenende im Gebärmuttergrunde, und zwar mit dem Rücken nach der einen Seite und mit den Füßchen nach der anderen Seite liegt; endlich wenn das Kind krank wird, besonders wenn es Krämpfe bekommt.

128. Fr. Wann bleiben die Kindesbewegungen bis zuletzt lebhaft?

A. Bei Mehrgebärenden, wo die Gebärmutter schlaff ist und der Kopf am Ende der Schwangerschaft nicht tief ins Becken rückt; dann auch bei Erstgebärenden, wenn der Kopf entweder infolge von Anwesenheit von viel Fruchtwasser oder wegen engen Beckens nicht in das Becken eintreten kann.

129. Fr. Wann pflegen die Kindesbewegungen schwächer zu werden?

A. Im letzten Monate, besonders bei Erstgebärenden, weil hier der Kopf ins Becken eintritt und weil infolge der häufiger auftretenden Vorwehen und wegen der Größe des Kindes, das die Gebärmutter fast ganz ausfüllt, die Bewegungen unmöglich werden; dann ist nicht allein ein Lagewechsel, sondern zuletzt auch ein Stellungswechsel nicht mehr möglich.

Früher ist Schwächerwerden der Kindes=Bewegung verdächtig auf Erkrankung, bezw. drohendes Absterben des Kindes.

Verhaltungsmaßregeln der Schwangeren.

130. Fr. Welches allgemeine Verhalten hat eine Schwangere zu beobachten?

A. Sie weiche im allgemeinen von der gewohnten Lebensweise nicht ab, sorge für gesunde reine Luft, für Körperbewegung unter Vermeidung von größeren Anstrengungen, Radfahren, Maschinen=Nähen ꝛc., trage eine dem Wetter und der Gewohnheit angemessene, insbesondere nicht zu enge oder einschnürende Kleidung und achte insbesondere auf große Reinlichkeit, sowohl am Körper überhaupt, als hauptsächlich an den Geschlechtsteilen und am After, sei es durch Abwaschungen (mit reiner Watte oder mit reinen, d. h. gut ausgekochten Leinwand= oder Flanellappen, aber ja nicht mit Schwämmen) oder durch Bäder (letztere am besten nur auf Verordnung des Arztes). Ferner sorge sie für reine Leib= und Bettwäsche und insbesondere für reine Unterlagen für Geburt und Wochenbett. Geistige Getränke sollen die Schwangeren nicht genießen, da sie weder stärken noch kräftigen, sondern eher einen ungünstigen Einfluß auf Frucht und Geburt haben.

Bei Beschwerden oder Krankheiten, andauerndem Erbrechen, hartnäckiger Stuhlverstopfung, Harnzwang, Harnverhaltung, weißem Fluß, Geschwüren an den Geschlechtsteilen oder am After oder anderen auffallenden Erscheinungen wird möglichst bald der Arzt zu Rat gezogen.

Unter Umständen, besonders bei Hängebauch, kann eine zweckmäßige Bauchbinde große Erleichterung oder Hilfe gewähren.

Jede — auch gesunde — Schwangere sollte sich ungefähr drei bis vier Wochen vor der erwarteten Niederkunft untersuchen lassen. Wird dabei festgestellt, daß der vorliegende Teil der Schädel ist und fest oder wenig beweglich im Becken steht, so ist bei der Entbindung ohne besondere Anzeige eine innere Untersuchung nicht mehr nötig. Steht dagegen bei Erstgebärenden am Ende der Schwangerschaft der Kopf (bei Schädellage) nicht fest oder wenigstens schwer beweglich, so liegt meistens eine Regelwidrigkeit vor. Andererseits ist nicht zu vergessen, daß noch in der letzten Zeit der Schwangerschaft regelwidrige Kindeslagen von selbst durch die Tätigkeit der Gebärmutter in regelmäßige Lagen übergehen, daher soll die Schwangere nicht unnötig geängstigt werden.

131. Fr. Was kann zur zweckmäßigen Vorbereitung auf das Stillen des Kindes schon während der Schwangerschaft geschehen?

A. 1. Die Brust=Warzen sollen täglich vorsichtig mit den Fingern oder einem eigens dazu bestimmten Gummisauger hervorgezogen werden, damit sie später vom Kindchen leicht gefaßt werden können.

2. Zur Abhärtung der Brust=Warzen sollen diese, sowie die ganze Haut der Brüste täglich mit reinem kalten Wasser gewaschen werden, dem am besten Alkohol (gewöhnlicher, sog. reiner = ca. 96%) zugesetzt wird, und zwar: Anfangs so lange, bis sich die Haut etwas daran gewöhnt hat, nur ca. $1/4$ Alkohol auf $3/4$ Wasser, dann immer mehr Alkohol und weniger Wasser, bis schließlich die gut abgehärteten Brüste auch Waschungen mit fast unverdünntem Alkohol vertragen.

3. Sind die Brüste erheblich schwerer geworden, so sollen sie mit einem geeigneten Tuch oder einem der hierfür bestimmten „Büsten=Halter" hinaufgebunden bzw. gestützt werden.

Das infolge der Ausscheidung von Vor=Milch besonders in den letzten Schwangerschafts=Monaten entstehende Ankleben der Wäsche an die Brustwarzen wird am besten durch Einlegen von Läppchen aus feiner Leinwand (nicht Wolle oder Baumwolle) verhindert.

4. Schon bei den ja stets in einer Schwangerschaft notwendigen Änderungen der Kleider und Leib=Wäsche soll dafür gesorgt werden, daß sich alle für die Zeit nach der Entbindung bestimmten Stücke durch einfaches Aufknöpfen an beiden Achseln leicht öffnen lassen, denn: Dann kann die Frau ihr Kind jederzeit an jeder Brust anlegen, ohne irgend ein Kleidungs= oder Wäsche=Stück ausziehen zu müssen.

Kapitel III.

Geburt.

Begriff.

132. Fr. Was versteht man unter Geburt (Niederkunft oder Entbindung)?

A. Denjenigen Vorgang, bei welchem die Leibesfrucht von der Mutter ausgeschieden wird.

Arten der Geburt.

133. Fr. Was unterscheiden wir im allgemeinen für Geburten?

A. Rechtzeitige, nicht rechtzeitige Geburten;
regelmäßige, unregelmäßige Geburten;
leichte, schwere Geburten;
glücklich, unglücklich verlaufende Geburten.

134. Fr. Welche Geburten sind rechtzeitige und welche nicht rechtzeitige?

A. Rechtzeitige sind solche, bei denen ein reifes, ausgetragenes Kind um die 39. bis 40. Schwangerschaftswoche geboren wird.

Als nicht rechtzeitige Geburten bezeichnen wir:
a) Fehlgeburten („Abgänge") bis zur 12. Schwangerschaftswoche;
b) unzeitige Geburten von der 13. bis 28. Woche;
c) frühzeitige oder Frühgeburten von der 29. bis 39. Woche;
d) Spätgeburten nach der 40. Woche.

135. Fr. **Warum erfolgt eine rechtzeitige Geburt gerade um die 39. bzw. 40. Woche, und was geschieht, wenn ein Kind in diesem Zeitpunkt nicht aus dem Mutterleibe ausgetrieben wird?**

A. Die Gründe, aus denen die Geburt fast immer gerade in diesem Zeitpunkt erfolgt, sind wissenschaftlich noch nicht genügend erforscht.
Bleibt ein Kind länger in der Gebärmutter, so kommt es zu einer verspäteten Geburt eines dann „übertragenen", also größeren und schwereren Kindes. Das kann aber kaum je mehr als höchstens einige Wochen über den normalen Endtermin einer Schwangerschaft sein.

Ein außerhalb der Gebärmutter entwickeltes Kind, bei sog. „Bauch-Schwangerschaft", stirbt dagegen erfahrungsgemäß am normalen Ende der Schwangerschaft innerhalb weniger Tage ab; warum? wissen wir aber heute ebenfalls noch nicht. Die Leiche eines solchen Kindes kann dann: Entweder durch Einlagerung von Kalksalzen „versteinern", oder in Zersetzung übergehen, wodurch die Mutter natürlich sehr gefährdet wird.

136. Fr. **Was sind regelmäßige Geburten, bzw. unregelmäßige?**

A. Regelmäßig ist eine rechtzeitige Geburt, bei der innerhalb angemessen langer Geburts-Zeit das Kind auf natürlichem Wege, ohne nennenswerte Kunsthilfe (z. B. abgesehen vom Dammschutz) geboren wird, und Mutter und Kind gesund sind und bleiben.

137. Fr. **Wann ist eine Geburt „leicht", bzw. „schwer".**

A. Eine Geburt ist leicht, wenn bei ihr weniger als normal Geburts-Arbeit geleistet, weniger Schmerzen ertragen werden brauchen, z. B. wenn sie bei normaler Wehen-Stärke schneller als gewöhnlich verläuft. Schwer ist dagegen eine Geburt, bei der unverhältnismäßig lange oder schwere Geburts-Arbeit geleistet werden muß. Eine in Narkose durchgeführte Kaiser-Schnitt-Entbindung mit glattem Verlauf ist z. B. eine leichte Niederkunft, aber gewiß keine regelmäßige.

138. Fr. **Wann nennen wir eine Entbindung glücklich, wann unglücklich?**

A. Glücklich ist jede Entbindung, bei der Mutter und Kind gesund bleiben, nicht glücklich jede, sobald eines von beiden irgend einen nennenswerten Schaden erleidet, dem Kind z. B. ein Arm abgebrochen wird, oder die Mutter einen Dammriß II. Grades davonträgt.

Ursache der Geburt.

139. Fr. **Wodurch wird die Geburt hauptsächlich bewirkt?**

A. In erster Linie durch unwillkürliche schmerzhafte Zusammenziehungen der Gebärmutter ("Wehen") und dann durch die Bauchpresse oder das willkürliche Mitdrängen und Verarbeiten der Wehen seitens der Frau.

Wehen.

140. Fr. **Woran erkennt man die Wehen?**

A. Dadurch, daß sie absatzweise kommen mit nachfolgenden schmerzfreien Zwischenräumen, den Wehen-Pausen; die Gebärmutter wird durch die Wehen jedesmal gespannt und hart; jede einzelne Wehe fängt schwach an, verstärkt sich allmählich und läßt dann wieder nach; die Schmerzen gehen von der Lenden- und Kreuzgegend aus und erstrecken sich nach vorn und abwärts nach der Schamgegend bis zu den Schenkeln; endlich bewirken die Wehen einen Fortschritt der Geburt.

141. Fr. **Wie stellt man all' dies fest?**

A. Dadurch, daß man die flache Hand auf die Gebärmutter auflegt und die Zeiten mit einer Sand- oder sog. "Stopp-Uhr" feststellt.

142. Fr. **Wie viele Arten von Wehen gibt es?**

A. Es gibt: Vor-Wehen oder vorhersagende Wehen, die auch Schwangerschafts-Wehen genannt werden, weil sie schon während der letzten 4 Wochen der Schwangerschaft auftreten, eröffnende Wehen, Treib- oder Preß-Wehen, Nachgeburts-Wehen und Nach-Wehen.

143. Fr. **Sind die Wehen immer gleich?**

A. Nein, denn es gibt auch:
1. Zu starke Wehen, d. s. solche, bei denen sich die Gebärmutter jedesmal zu stark zusammenzieht = zu hart wird.
2. Zu lange dauernde Wehen, bei denen jede Zusammenziehung zu lange andauert.
3. Zu häufige Wehen, bei denen die Wehen-Pausen zu kurz sind, weil schon zu bald wieder eine neue Wehe eintritt. Selbstverständlich hängt das aber sehr von der jeweiligen Periode einer Geburt ab, denn: Wenn z. B. zu Anfang einer Geburt die Wehen alle 2—3 Minuten eintreten, so sind das entschieden „zu häufige" Wehen, gegen Ende der Geburt dagegen nicht.
4. Zu schwache Wehen, d. h. solche, bei denen sich die Gebärmutter nur unvollkommen oder zu wenig stark zusammenzieht.
5. Zu kurzdauernde Wehen, wenn dem Beginn einer Wehe schon sofort wieder die Erschlaffung der Gebärmutter folgt.
6. Zu seltene Wehen, wenn die Pausen zu lange dauern, also z. B. wenn gegen Ende der Geburt nur alle 10 Minuten eine Wehe kommt.
7. Endlich zu schmerzhafte Wehen, wenn der Schmerz ein erheblich heftigerer oder andersartiger ist als bei normalen Wehen. Das können nämlich intelligente Frauen, die früher schon normal entbunden haben, sehr gut beurteilen (sog. „wilder" Wehen-Schmerz).

144. Fr. **Was sind sog. „Krampf-Wehen"?**

A. Das sind überhaupt keine „Wehen", sondern teilweise oder vollständige dauernde Zusammenziehungen der Gebärmutter, bei denen also die für „Wehen" unbedingt erforderlichen Wehen-Pausen mehr oder weniger vollständig fehlen.

Geburtszeiten.

145. Fr. **Wie viele Zeiträume oder Geburtszeiten lassen sich bei der Geburt unterscheiden?**

A. Drei Zeiträume: die Eröffnungs-, die Austreibungs- und die Nachgeburtszeit.

146. Fr. **Wodurch sind die einzelnen Geburtsperioden gekennzeichnet?**

A. Die Eröffnungszeit beginnt mit dem Eintritt der den Muttermund eröffnenden Wehen und endigt mit der vollständigen Erweiterung des Muttermundes; die Austreibungszeit beginnt mit der vollständigen Eröffnung des Muttermundes und endigt mit der Ausstoßung des Kindskörpers; die Nachgeburtszeit beginnt nach der Geburt des Kindes und endigt mit der Ausstoßung der Nachgeburt.

Dauer der Geburtszeiten.

147. Fr. **Welches ist die mittlere Dauer der einzelnen Perioden bei regelmäßiger Geburt?**

A. Bei Erstgebärenden:
- Eröffnungszeit = 16 Stunden,
- Austreibungszeit = 2 Stunden,
- Nachgeburtszeit = $1/4$–1 Stunde,

Bei Mehrgebärenden:
- Eröffnungszeit = 10 Stunden,
- Austreibungszeit = 1 Stunde,
- Nachgeburtszeit = $1/2$–2 Stunden.

Nur die Nachgeburts-Zeit dauert also bei Mehr-Gebärenden länger, die Eröffnungs- und Austreibungs-Zeit dagegen kürzer.

Geburts-Mechanismus.

148. Fr. **Welche Drehungen macht der Kopf beim Durchtritt durch das Becken?**

A. Durch die erste Drehung tritt das Hinterhaupt tiefer, das Kinn wird auf die Brust gedrückt — Drehung um den Quer-Durchmesser des Kopfes, Beugung —. Wird bewirkt durch Druck und Wehenkraft auf den Steiß und Fortsetzung des Druckes durch die Wirbelsäule auf das Hinterhaupt, ferner durch den Widerstand des kreisförmig sich erweiternden Muttermundes, der nur einen kreisförmigen Kopfumfang (von kleinem schrägem Umfang) durchtreten läßt. Zweck: der kleine schräge Umfang (32 cm) geht durch das Becken statt des mittleren Umfangs (34 cm).

Bei der zweiten Drehung dreht sich das Hinterhaupt bei normalem Verlauf von der Seite nach **vorne** — Drehung um den Höhen-Durchmesser (schraubenförmig) —. Ursache: Es muß sich immer der Teil, der zu tiefst steht, nach vorne in die Mitte drehen.

Durch die dritte Drehung wird eine Streck-Bewegung um den Quer-Durchmesser (umgekehrte erste Drehung) bewirkt. Die Nackengrube stemmt sich unter der Schamfuge an. Durch diese Drehung wird der Kopf geboren.

Bei der vierten Drehung (äußere) macht der Kopf die 2. Drehung zurück und stellt sich mit dem Hinterhaupte nach der Seite, wohin dieses vorher gekehrt gewesen war. Diese Drehung wird dadurch bewirkt, daß die Schultern in den schrägen Durchmesser des Beckens eintreten und sich in der Beckenenge in den geraden Durchmesser drehen, in welchem sie auch austreten.

Die fünfte Drehung erfolgt im Dicken=Durchmesser (der von vorne nach hinten geht), weil sich hierbei der kindliche Körper in der Hüfte nach oben abbiegt, damit der Rumpf austreten kann.

149. Fr. **Wie steht demnach der kindliche Kopf in den verschiedenen Becken=Ebenen?**

A. So, daß sein größter Durchmesser, d. i. bei gebeugter Haltung des Kopfes der „kleine, schräge Durchmesser" (= 9½ cm) (vergl. Fr. 15), in dem jeweils größten Durchmesser der betreffenden Becken=Ebene steht, nämlich:

Im Becken=Eingang steht der Längs=Durchmesser des Köpfchens im q u e r e n des Beckens (= 13 cm).

In der Becken=Weite oder =Mitte dreht sich der Längs=Durchmesser des Köpfchens in dem s c h r ä g e n Durchmesser (= 12½ cm) des Beckens.

In der Becken=Enge und im Ausgang steht der Längs=Durchmesser des Köpfchens im größten Durchmesser dieser Becken=Abschnitte, das sind die g e r a d e n (11—12 cm).

150. Fr. **Wie nennt man die Kinds=Lage bei diesem, oben beschriebenen Geburts=Mechanismus?**

A. Hinter=Haupts= (oder vordere Hinterhaupts=) Lage, weil das Hinterhaupt der tiefststehende, „v o r a n g e h e n d e" Kinds=Teil ist, und „v o r d e r e" Hinterhaupts=Lage, weil der Rücken des Kindes sich nach v o r n e, d. i. nach der Bauchseite der Mutter wendet, wenn das Hinterhaupt nach vorne tritt.

Nach S. 54, Fr. 117 geschieht dies bekanntlich am häufigsten so, daß das Hinterhaupt und damit auch der Rücken l i n k s stehen und sich also auch nach **links** vorne wenden (= e r s t e [vordere] Hinterhaupts=Lage).

Vorder-Haupts- (oder hintere Hinterhaupts-) Lage und tiefer Querstand.

151. Fr. **Erfolgt die Drehung des Kopfes immer in der beschriebenen regelmäßigen Weise?**

A. Nein; das Hinterhaupt dreht sich manchmal nicht nach vorne, sondern nach hinten und tritt dann über dem Damme zutage. Dadurch stellt sich der Vorderscheitel oder die Stirn hinter die Schamfuge und es entsteht die sog. **Vorder-Haupts-** (oder hintere Hinterhaupts-) Lage.

Oder es unterbleibt die gewöhnliche Vorwärtsdrehung des Hinterhauptes, der Kopf bleibt wie im Eingange des Beckens, so auch im unteren Teil desselben quer, d. h. mit dem Hinterhaupt in der einen, mit dem Gesichte in der anderen Seite stehen; dies ist der sogenannte **tiefe** Querstand des Kopfes. In solchen Fällen dreht sich der Kopf noch manchmal spät im Beckenausgange oder er geht, nachdem er stark zusammengepreßt worden und eine starke Kopfgeschwulst eingetreten ist, quer durch die Schamspalte, kann aber auch zwischen den Sitzbeinstacheln stecken bleiben.

Die Drehung des Kopfes mit der kleinen Fontanelle **nach vorne** kann und soll die Hebamme in solchen Fällen dadurch unterstützen, daß sie **die Frau auf die Seite legt, auf der sich die kleine Fontanelle befindet, bei ersten Lagen also auf die linke Seite.**

152. Fr. **Was für eine Unregelmäßigkeit liegt demnach bei solcher Vorderhaupts- (oder hinteren Hinterhaupts-) Lage vor?**

A. Nur eine Unregelmäßigkeit der Stellung (nämlich der Stellung des Rückens, (vergl. S. 109, Fr. 229 b), solange der kindliche Kopf noch auf die Brust gebeugt, die „Haltung" des Kindes also nicht verletzt ist. Trotzdem ist aber der Austritt des Kopfes sehr erschwert, denn: der bereits stark auf die Brust gebeugte

Kopf muß sich noch mehr beugen, damit das Hinterhaupt geboren werden kann, und das ist nur bei sehr dehnbarer Wirbelsäule und nicht sehr stark entwickeltem Kind möglich. Bei (vorderen) Hinterhaupts=Lagen dagegen tritt der Kopf einfach dadurch aus, daß er aus seiner Beugung in Streckung übergeht.

Erst wenn neben diesem Stellungs=Fehler auch noch eine unvollständige Beugung des Kopfes vorliegt, ergibt sich auch ein „Haltungs=Fehler" und dann nennt man eine solche Lage entweder nur mehr „Vorderhaupts=Lage", weil dann nicht mehr das Hinterhaupt, sondern das Vorderhaupt die tiefste, „voran=gehende" Stelle des Kindes ist, oder den „ungünstigen Fall" der Vorderhauptslage, weil hierbei die Geburt sehr erschwert ist (vergl. Fr. 229 b).

Geburtsgeschwulst.

153. Fr. **Was versteht man unter Geburts= oder Kindesgeschwulst und wodurch entsteht diese?**

A. Eine Geschwulst am vorliegenden, zu tiefst stehenden Fruchtteile infolge des einschnürenden Druckes durch die mütterlichen Weichteile, besonders durch den Muttermund und dadurch bewirkter Blutstauung.

Beginn der Geburt.

154. Fr. **Woran erkennt die Hebamme, daß die Geburt begonnen hat?**

A. Daran, daß sich bei regelmäßig aufeinander folgenden Wehen die Blase vom vorangehenden Kindesteile abhebt und in den Muttermund vorwölbt, indem sich zwischen vorliegendem Teile und Blase Fruchtwasser („Vorwasser") angesammelt hat. Man bezeichnet diese Erscheinung mit dem Ausdrucke: „Die Blase stellt sich".

Da sich hierbei die Spitze der Fruchtblase auch von der Stelle der Gebärmutter=Wand, an der sie vorher angeheftet war, loslöst, und dabei immer einige kleine Blutgefäßchen abgerissen werden, so geht bei Beginn der Geburt in der Regel auch etwas mit Blut vermischter Schleim ab. In manchen Gegenden nennt man diesen Abgang von blutigem Schleim bei Beginn einer Geburt „Zeichnen", bezw. man sagt „es zeichnet".

Verhalten der Hebamme bei der Geburt.

155. Fr. **Was hat die Hebamme zu tun, wenn sie erkannt hat, daß die Geburt begonnen hat?**

A. Sie darf die Frau auf keinen Fall mehr verlassen, sondern schicke sich sofort an zur gewissenhaftesten Selbstreinigung und Desinfektion, sowie zur genauesten Reinigung und Desinfektion der Gebärenden und zur Herstellung des Geburtslagers, wobei nur reine Unterlagen und reine Bettwäsche zu verwenden sind. Die Hebamme soll ferner durch vorschriftsmäßig ausgeführte äußere und innere Untersuchungen sich vergewissern, ob es sich um eine regelrechte oder regelwidrige Geburt handelt.

Bei einer regelrechten Geburt wartet die Hebamme ruhig ab und überwacht Kreißende und Frucht sorgfältig, ob sich nicht im weiteren Verlaufe Regelwidrigkeiten einstellen. Obwohl bisher eine Vorschrift zum Messen der Körperwärme der Kreißenden vor der Geburt nicht besteht, dürfte sich diese Maßnahme aus naheliegenden Gründen empfehlen.

156. Fr. **Wie hat die Hebamme die Reinigung und Desinfektion ihrer eigenen Person vorzunehmen?**

A. Nach Anlegung einer vorschriftsmäßigen Schürze (Fr. 164), stellt sich die Hebamme in einer reinen Schüssel unter Anwendung des Maßgefäßes durch Zugießen von 10 g Lysol zu 1 Liter möglichst warmem Wasser unter gleichzeitigem äußerst sorgfältigem Umrühren der Flüssigkeit mittels des Mutterrohres eine einprozentige Lysollösung her. Hiervon bringt sie die Hälfte in den Irrigator, in welchen nach vorherigem Auskochen neben dem Mutterrohr Nabelschnurschere, Nabelschnurband und Katheter, sowie etwas chemisch reine Verbandwatte eingelegt werden.

In ein weiteres flaches Gefäß (z. B. in einen reinen Teller) gießt sie ein Quart Brennspiritus. Hierauf füllt sie noch ein drittes größeres Gefäß mit möglichst warmem Wasser, seift und bürstet in demselben die von Ringen freien Finger, sowie die Hände und Unterarme bis zum Ellbogen sowohl an der Innen- und Außenfläche, als an der Strecke- und Beugeseite 3 bis 5 Minuten lang, reinigt danach mit dem Nagelreiniger Nägel und Nagelbetten und spült dieselben nochmals im Wasser ab.

Dann muß — wenn möglich in ein anderes ausgekochtes Gefäß — frisches, möglichst warmes Wasser gegossen werden und müssen nochmals Hände, Finger und Unterarme 5 Minuten lang mit Seife gebürstet werden.

Erst dann erfolgt das Abbürsten der Finger, Hände und Unterarme mit Brennspiritus, und zwar wieder 3 bis 5 Minuten lang.

Hierauf werden noch Finger, Hände und Unterarme 3 bis 5 Minuten lang mit der einprozentigen Lysol-Lösung gehörig und gründlich gebürstet und gewaschen. Dies ist die **erste Reinigung und Desinfektion der Hände und Arme der Hebamme.**

157. Fr. **Wann und wie hat die Hebamme die Reinigung und Desinfektion der Kreißenden, die Herstellung des Geburtslagers sowie die äußere Untersuchung vorzunehmen?**

A. Nach der ersten Selbstreinigung und Selbstdesinfektion der Hebamme hat sie die Kreißende zu reinigen und zu desinfizieren, indem sie Hände, Geschlechtsteile, Damm, Aftergegend, Oberschenkel und Unterbauchgegend der Kreißenden mit Seife, Warmwasser und reiner Verbandwatte sorgfältig reinigt und hierauf noch mit reiner in einprozentige Lysol=Lösung getauchter Watte desinfiziert. Schwämme dürfen hierzu nicht benützt werden. Die bei der Reinigung und Desinfektion benützte Watte muß sofort verbrannt werden.

Nach Reinigung und Desinfektion der Kreißenden wird das Geburtslager mit nur **frisch gewaschener** Bett= wäsche und **frisch gewaschenen** Unterlagen hergestellt. Hierauf wird die äußere Untersuchung der Kreißenden vorgenommen, wie sie in Frage 100 bis 111 dargestellt ist.

Innere geburtshilfliche Untersuchung[1]).

158. Fr. **Wann und wie wird die innere Untersuchung bei der Geburt vorgenommen?**

A. Nach vorausgegangener Reinigung und Des= infektion der Kreißenden (Fr. 157) nimmt die Hebamme die in Fr. 156 beschriebene erste Reinigung und Des= infektion ihrer Hände und Arme wiederholt vor, hält

---

[1]) Seit einigen Jahren ist in **Bayern** der Gebrauch von **Des= infektionskästchen** empfohlen.

Die Hebammen sind in denjenigen Bezirken, in welchen seitens der Bezirksärzte die Kästchen angeordnet sind, zu ihrem Gebrauche **verpflichtet**.

Das Kästchen enthält eine neue Handbürste, eine Seife zur Reini= gung der äußeren Geschlechtsteile, ein Glas Seifenpulver zur Reini= gung der Hände, ein Glas mit drei Stücken von festem Spiritus, 2 Paketen von je 50 Gramm keimfreier Wundwatte, endlich einen zweifingerigen Gummihandschuh, der mit Nabelschnurbändchen keim= frei verpackt ist. Alle diese Gegenstände gehen beim Öffnen des Käst= chens in den Besitz der Kreißenden über, so daß also die Hebamme die etwa nicht aufgebrauchten Gegenstände — auch z. B. die Hand= bürste — nach Beendigung der Geburt nicht an sich nehmen darf. Das Päckchen mit dem Gummihandschuh darf erst unmittelbar vor dem Gebrauch aus seiner Verpackung genommen werden, also un= mittelbar vor der ersten inneren Untersuchung, und zwar mit den eben

dann im Anschlusse an diese zweite Reinigung und Desinfektion ihrer Hände und Arme mit zwei Fingern der linken Hand die kleinen Schamlippen auseinander und geht mit einem oder zwei Fingern der rechten Hand, und zwar am besten mit den von der Lysollösung noch nassen Fingern unabgetrocknet und unbefettet, ohne die Finger mit etwas anderem (Handtuch, Bettdecke, Gefäß, Umgebung der Schamspalte usw.) in Berührung zu bringen, in die gereinigte Schamspalte ein. Keinesfalls darf bei allenfallsigem (in der Regel unnötigen) Befetten der untersuchenden Finger unreines Fett oder Fett aus dem Haushalte der Kreißenden benützt werden, sondern nur **steriles Fett**.

Die innere Untersuchung soll **nicht zu lange** dauern und es sollen dabei unvorsichtige Hand- und Fingerbewegungen, insbesondere alles Bohren und rohe Herumhantieren, sowie die Einführung des untersuchenden Fingers in den Gebärmutterkanal (oder gar die Aus-

---

vorschriftsmäßig gereinigten und desinfizierten, von Lysol noch triefenden Händen.

Nach der Untersuchung wird der Handschuh in ein **reines, möglichst warmes Wasser** getaucht und dann in die Lysollösung gelegt, wo er bis zu einer vielleicht notwendig werdenden zweiten inneren Untersuchung zu bleiben hat.

Der im Kästchen befindliche feste Spiritus (Spiritusseife) wird statt des Brennspiritus in der Weise gebraucht, daß zuerst mit einem Stück Hände und Finger gründlich eingerieben werden. Nachdem Hände und Finger in der Luft trocken geworden sind, wird ebenso das zweite und nach nochmaligem Trocknen das dritte Stück verbraucht.

Darauf folgt die vorschriftsmäßige Reinigung in der Lysollösung.

Da aber die drei Stücke Spiritusseife nur für eine Desinfektion ausreichen, muß die Hebamme außerdem Brennspiritus zur vorschriftsmäßigen Ausführung der zweiten oder einer vielleicht notwendig werdenden dritten Untersuchung bei sich haben.

Im Deckel des Kästchens befindet sich ein Papierstreifen, dessen abzureißender Abschnitt in die dem Bezirksarzte allmonatlich einzureichende Geburtenliste einzukleben ist zum Nachweis, daß bei dem betreffenden Geburtsfalle ein Kästchen gebraucht worden ist.

dehnung des Muttermundes, das Zurückschieben der vorderen Muttermundslippe, stärkerer Druck gegen die Eiblase, das Blasensprengen) vermieden werden.

Nach der Geburt und vor der Ausstoßung der Nachgeburt, sowie im Wochenbett soll die Hebamme nie innerlich untersuchen!

159. Fr. **Wie oft soll die Hebamme die innere Untersuchung bei der Geburt vornehmen?**

A. Die innere Untersuchung soll die Hebamme bei jeder Geburt wenn möglich nicht öfter als einmal zur Feststellung der Kindeslage vornehmen und (wegen Gefahr der Übertragung des Kindbettfiebers) nur ausnahmsweise nach dem Blasensprunge dann wiederholen, wenn der weitere Verlauf der Geburt den Eintritt von Regelwidrigkeiten besorgen läßt.

Handelt es sich um eine regelwidrige Geburt oder ist die Hebamme auch bei der zweiten inneren Untersuchung über die Sachlage im Zweifel geblieben, so muß sie sofort die Hinzuziehung eines approbierten Arztes veranlassen.

Dagegen soll und darf bei der Geburt äußerlich häufig untersucht werden, besonders sind die Herztöne sorgfältig zu beachten und außerdem ist mittels des 4. Griffes nachzufühlen, ob der Kopf weiter ins Becken herabrückt. In der Regel hat die äußere Untersuchung der inneren voranzugehen.

160. Fr. **Worüber soll sich die Hebamme durch die innere Untersuchung Aufklärung verschaffen?**

A. Die Hebamme achte hierbei, und zwar jedesmal in ganz bestimmter Reihenfolge auf die Beschaffenheit und Enge des Scheideneinganges und des Jungfernhäutchens, auf Weite und Länge der Scheide, auf den Zustand ihrer Wände (ob runzelig, faltig, glatt usf.), auf ihre Feuchtigkeit und Wärme, ferner ob der vorliegende Kindesteil feststeht oder beweglich ist, ob der Kopf oder ein anderer Kindesteil vorliegt und wie weit er (besonders der Kopf) ins Becken eingetreten ist, ob die Blase zu fühlen, ob sie gespannt oder gesprungen ist; hierauf fühlt man nach hinten, ob der Scheidenteil der Gebärmutter zapfenförmig, lappig oder auseinanderhängend ist, ob der äußere Muttermund rund oder geschlossen, ob sein Rand scharf oder dickwulstig ist, ferner suche man die Gegend des Kreuzbeins ab, insbesondere, ob der Vorberg zu erreichen ist oder nicht.

161. Fr. **Was hat die Hebamme vor Wiederholung einer jeden inneren Untersuchung gewissenhaft zu befolgen?**

A. Vor jeder wiederholten, bezw. notwendigen inneren Untersuchung ist jedesmalige, genau nach Vorschrift (Fr. 156) ausgeführte Reinigung und Desinfektion der Finger, Hände und Vorderarme der eigenen Person und die Reinigung und Desinfektion der Kreißenden (Fr. 157) unerläßlich nötig.

162. Fr. **Weshalb muß die Hebamme die Vorschriften über Reinigung und Desinfektion vor jeder geburtshilflichen Untersuchung so peinlich genau und strenge einhalten?**

A. Weil bei Nichtbefolgung dieser Vorschriften jede Kreißende durch Erkrankung an Kindbettfieber Gesundheit und Leben verlieren und die Hebamme deshalb wegen fahrlässiger Körperverletzung oder Tötung zur Verantwortung und Bestrafung gezogen werden kann.

163. Fr. **Was hat bei Beginn jeder Geburt bezüglich der Entleerung von Mastdarm und Harn-Blase zu geschehen?**

A. Ersterer muß durch Verabreichung eines Einlaufes entleert werden, die Harnblase in der S. 163, Fr. 349 beschriebenen Weise mittels des Katheters, wenn die Frau nicht selbst oder nicht genügend den Urin lassen kann. Weil sowohl durch Füllung des Mastdarmes, wie der Blase das **Tiefertreten des vorliegenden Kindsteiles aufgehalten** oder ganz verhindert wird, d. h. es kann u. U. die Geburt überhaupt unmöglich werden, oder doch zu schweren Komplikationen kommen, z. B. zu (sekundärer) Wehenschwäche, wenn infolge dieser Hindernisse die Frau lange Zeit hindurch nutzlose Geburts=Arbeit leisten muß.

Aber auch allein schon dadurch, daß aus einem gefüllten Mastdarm durch den tieferrückenden Kindsteil fortwährend Kot nach außen gewissermaßen „ausgestreift" wird, ergibt sich die Gefahr der Infektion, weil dabei vor allem jene Stellen des Dammes fortwährend mit Kot beschmiert werden, an denen später möglicherweise ein Dammriß, also eine frische Wunde entsteht.

164. Fr. **In welcher Reihenfolge geschieht die Vorbereitung und Hilfeleistung der Hebamme bei der Geburt am besten?**

A. 1. Durch Anziehen einer **frisch gewaschenen** Oberjacke mit nur bis zum Ellbogen reichenden oder bis dahin aufknöpfbaren Ärmeln und einer **frisch gewaschenen** breiten, weißen Schürze.

2. Durch Messen der Körperwärme der Kreißenden.

3. Durch Verabreichung eines Einlaufs in den Mastdarm der Kreißenden zur Entleerung des Darmes, eventuell der Blase.

4. Durch Bereitstellung von Meßgefäß, Seife, Handtuch, Verbandwatte (letztere am besten in ein reines, frisch gewaschenes Leintuch oder Handtuch eingeschlagen), Tropfglas mit essigsaurer 1·2% Silberlösung, Desinfektionskästchen.

5. Durch Bereitstellung der nötigen Gefäße für Seifenwaschwasser, Lysollösung und Brennspiritus.

6. Durch Besorgung von frisch gewaschenen Bettunterlagen mit Gummituch für die Kreißende und reiner Wäsche für das Neugeborene.

7. Durch Auskochen von Nabelschnurschere, Nabelschnurband, Katheter und Mutterrohr.

8. Durch Füllung der Gefäße mit Warmwasser, Lysollösung und Brennspiritus nebst Einlagen von Nabelschnurschere, Nabelschnurband, Katheter und Mutterrohr mit etwas Verbandwatte in den Irrigator.

9. Durch erste Reinigung und Desinfektion der Hebamme.

10. Durch Reinigung und Desinfektion der Kreißenden.

11. Durch äußere Untersuchung der Kreißenden und etwaige Urinabnahme zur Untersuchung des Harnes.

12. Durch Herstellung des Geburtslagers mit reiner Bettwäsche und Gummituch.

13. Durch die zweite Reinigung und Desinfektion der Hebamme genau in derselben Weise wie bei Nr. 9.

14. Durch die innere Untersuchung der Kreißenden.

15. Durch stete Bereithaltung von genügend heißem Wasser und ständige Bereitstellung von einprozentiger Lysollösung neben dem Gebärbette zum sofortigen Eintauchen und Reinigen der Hände und Finger nach etwaiger Berührung eines Gegenstandes.

16. Durch gehörige Lagerung und Unterstützung der Kreißenden, sowie durch geeigneten Dammschutz.

Verhalten der Gebärenden.

165. Fr. **Wie hat sich die Gebärende während der verschiedenen Geburtszeiten zu verhalten?**

A. Bei regelmäßigen Geburten wird sich für die Kreißende sowohl in der Eröffnungs= als in der Aus=

treibungszeit die Rücken- oder Seitenlage, gegen das Ende der Austreibungszeit jedoch in der Regel die Seitenlage empfehlen.

Bei regelwidrigen Geburten wird, und zwar besonders in der Eröffnungszeit, in den meisten Fällen, hauptsächlich aber bei bewußtlos Gebärenden, ferner bei Schief-, Fuß-, Gesichts- und Beckenendlagen, endlich bei Vorfall von Nabelschnur oder Hand, die Seitenlagerung der Kreißenden angezeigt sein, und zwar lege sich die Kreißende immer auf die Seite, wo derjenige Kindesteil liegt, den man herunter haben will oder mit anderen Worten auf die entgegengesetzte Seite, wo der Teil liegt, der in die Höhe gehen soll.

Erstgebärende müssen bei fünfmarkstückgroßem Muttermunde, Mehrgebärende bei dreimarkstückgroßem Muttermunde zu Bett gebracht werden und dürfen dasselbe nicht mehr verlassen, besonders auch nicht zum Stuhlgang.

Die Gebärende darf **nur in der Austreibungsperiode**, d. h. wenn der Muttermund ganz erweitert ist, und dann nur während der Wehe mitpressen, da alles Mitpressen in der Eröffnungszeit nicht nur nichts nützt, sondern sogar schädlich ist und vorzeitigen Blasensprung, krampfhafte Wehen, Ermüdung der Kreißenden und Geburtsverzögerung 2c. bewirken kann.

166. Fr. **Wie kann man eine ungehorsame Kreißende am besten verhindern, schon in der Eröffnungs-Periode oder in den Wehen-Pausen mitzupressen?**

A. Dadurch, daß man sie auf die jeweils entsprechende Seite legt und ihr alles wegnimmt, woran sie sich beim Pressen anhalten könnte, z. B. die zum „Verarbeiten" der Wehen bestimmten Gurte oder „Zügel", das zum Anstemmen der Füße während der Austreibungs-Wehen geeignete Polster am Fuß-Ende des Bettes usw.

167. Fr. **Was soll die Gebärende während der Geburt genießen?**

A. Als Getränke frisches Wasser oder Milch, als Nahrung Suppe. Feste Speisen, z. B. Fleisch oder Brot sind nur zu gestatten, wenn die Geburt länger als einen Tag dauert. Bier, Wein und sonstige erhitzende Getränke dürfen nicht genossen werden, da sie nicht kräftigen und die Geburt eher verzögern als befördern.

Dammschutz.

168. Fr. **Worauf kommt es bei der Ausführung des Dammschutzes an?**

A. Darauf, daß das Hinterhaupt ganz unter dem Schambogen heruntertritt und die Nackengrube am unteren Rande der Schamfuge anliegt; ferner darauf, daß der Kopf nicht zu schnell austritt und endlich, daß der Kopf während des Austretens in der Führungslinie bleibt, d. h. daß die Nackengrube fest an den Schambogen angedrückt bleiben muß. Bei Ausübung des Dammschutzes muß sich die Hebamme gerade so desinfizieren, wie vor der inneren Untersuchung. Ebenso ist vor dem Dammschutzverfahren eine erneute Reinigung der Geschlechtsteile der Kreißenden mit Lysollösung notwendig.

169. Fr. **Welcher Fehler wird bei Ausführung des Dammschutzes häufig gemacht?**

A. Der, daß mit dem Dammschutz, d. h. dem Zurückhalten des kindlichen Kopfes zu früh begonnen wird, nämlich bereits, bevor (bei Hinterhauptslagen) die Nackengrube unter dem unteren Rand der Schamfuge steht, denn:
Erst wenn sie hier steht, kann der Kopf von Beugung in Streckung übergehen und damit austreten. Verhindert man aber durch zu frühes Drücken gegen den Damm, daß der Kopf so tief tritt, wie es zu dieser Austritts=

Bewegung nötig ist, so hält man dadurch nur die Geburt ganz unnötig auf und kann infolgedessen sogar eine Wehenschwäche verursachen, wenn sich die Frau längere Zeit hindurch ganz zwecklos abmühen muß, weil die zu früh gegen den Damm gestemmte Hand das notwendige Tiefer=Rücken des Köpfchens verhindert.

170. Fr. **Woran erkennt man den richtigen Zeitpunkt für den Dammschutz?**

A. Daran, daß der Kopf auch in den Wehen=Pausen sichtbar zwischen den äußeren Teilen der Gebärenden stehen bleibt. Während einer Wehe dagegen kann — besonders bei sehr starker Kopf=Geschwulst — der Kopf, bezw. eine solche Geschwulst sogar dann im Scheiden=Eingang sichtbar werden, wenn der Kopf noch nicht einmal mit seinem größten Umfang in den Becken=Eingang getreten ist.

171. Fr. **Wie wird der Dammschutz am besten ausgeführt?**

A. Bei Erstgebärenden in der Seitenlage, weil hierbei die Kreißende weniger mitpressen kann, und zwar wird sie auf diejenige Seite gelegt, nach welcher der Rücken des Kindes gelagert ist. Die Hand wird, wenn der Kopf während der Wehenpause sichtbar bleibt, mit ausgestrecktem Daumen so auf den Damm gelegt, daß man das Schamlippenbändchen eben noch sieht; die andere Hand greift über den Schenkel herüber und legt 2 Finger auf den Kopf; zwischen die Knie kommt ein Kissen zu liegen. Tritt das Hinterhaupt nicht unter den Schambogen, sondern tritt die dritte Drehung zu früh ein, so soll das Hinterhaupt gegen den Damm herunter geschoben werden. Die über den Schenkel geführte Hand läßt den Kopf bei sehr starker Spannung des Dammes nicht austreten und die auf dem Damme liegende Hand drückt die Nackengrube gegen den Schambogen, damit sie sich von demselben nicht entfernt. Die

Frau soll während des Austrittes des Kopfes gar nicht mehr pressen, sondern laut schreien.

Bei Mehrgebärenden wird in der Rückenlage die flache Hand so auf den halbkugelförmigen hervorgewölbten Damm gelegt, daß der Ballen der Hand in der Gegend des Schambändchens anliegt, die Finger über den After weg nach hinten ausgestreckt sind. Während der Wehe wird der Kopf von hinten nach vorn und von unten nach oben geschoben. Mit den 4 Fingern der anderen Hand wird der Kopf bei starkem Hervorpressen mäßig zurückgehalten.

172. Fr. **Ist der Dammschutz nach Austritt des Kopfes beendigt?**

A. Nein, auch beim Austritte der Schultern muß der Damm gehörig geschützt und durch die am Damm liegende Hand gesorgt werden, daß die vornliegende Schulter beim Durchtritt fest am Schambogen anliegen bleibt.

173. Fr. **Was kann die Hebamme tun, wenn die Schultern dem geborenen Kopfe nicht folgen?**

A. Den Gebärmuttergrund ordentlich reiben und dann den Kopf ganz leicht zwischen die beiden flachen Hände fassen und gegen den Damm der Mutter hin bewegen oder, wenn der Durchtritt der Schultern auch dann noch zögert, in die dem Damme näher gelegene Achselhöhle des Kindes mit dem Finger eingehen und leise ziehen.

Verhalten der Hebamme nach der Geburt.

174. Fr. **Wie verfährt die Hebamme nach der Geburt des Kindes?**

A. Das Kind wird einige Handbreiten von den Geschlechtsteilen entfernt, damit es nicht durch Anstemmen der Füßchen an die Teile der Mutter an der Nabelschnur zerren kann (je nachdem dies die Kürze der Nabelschnur erlaubt) und auf den Rücken gelegt.

Dann bewirke die Hebamme durch Anblasen oder durch Pritschen des Kindes, daß es kräftig schreit. Eine Hauptsorge für die Hebamme ist jetzt die sofortige vorschriftsmäßige Maßnahme zur Verhütung der Augenentzündung.

175. Fr. Was hat nach der Geburt beim Kinde zur Verhütung der Augenentzündung zu geschehen?

A. Schon unmittelbar nach dem Hervortreten des Kopfes, also bevor das Kind die Augen öffnet, sind die Augenlider mit einem Flocken Watte, der in vorher bereitgestelltes abgekochtes Wasser eingetaucht ist, in der Richtung vom inneren Augenwinkel nach außen sorgfältig abzuwischen. Nach der Geburt des Kindes muß noch vor der Abnabelung jedes Auge mit der Silberlösung eingeträufelt werden. Dies geschieht am besten in der Weise, daß der gegen die Hebamme zu liegende Kopf des Kindes zuerst gegen die linke Schulter zugedreht und dann in den inneren Winkel des rechten Auges 2 bis 3 Tropfen Silberlösung aus dem Tropfgläschen aufgeträufelt werden. Hierauf wird das Tropfglas weggestellt; die Augenlider werden mit dem rechten Daumen und dem linken Zeigefinger geöffnet und dann wird sofort der Kopf nach rechts herübergedreht, so daß die im inneren Augenwinkel angesammelte Flüssigkeit in die geöffnete Lidspalte hineinläuft. Hierauf wird bei nach rechts gedrehtem Kopf in gleicher Weise in das linke Auge eingeträufelt. Mit Watte und abgekochtem Wasser wird hierauf die überschüssige Silberlösung entfernt bzw. abgewischt. Diese Einträufelung muß bei allen Kindern ohne Ausnahme vorgenommen werden, denn sie allein ist imstande, die Augenentzündung und ihre schlimmen Folgen resp. die Erblindung zu verhüten. Die Hebamme kann im Falle der Erblindung zur Verantwortung gezogen werden, wenn sie die Einträufelung nicht in dieser Weise vorgenommen hat.

176. Fr. **Welche Arten von Silber=Lösungen werden für den Augenschutz benützt, und in welcher Weise können diese Lösungen unbrauchbar, bzw. für das Auge schädlich werden?**

A. Entweder eine 1%ige Lösung von salpeter= saurem oder eine 1,2%ige von essig=saurem Silber.

Beide Lösungen werden unbrauchbar, weil gefährlich, sobald infolge ungenügenden Verschlusses des Gefäßes Wasser verdunstet, denn:

Eine 1%ige salpetersaure Lösung wird, z. B. wenn die Hälfte des Wassers verdunstet, zu einer 2%igen, also viel zu starken, und:

Bei der essigsauren Silberlösung bleibt zwar beim Verdunsten des Wassers das silbersaure Salz nicht mehr gelöst, sondern fällt als feines Pulver aus, aber: Infolge= dessen kann nun ein Körnchen von diesem Pulver in das Auge des Kindes kommen und dieses dann direkt anätzen.

Verhindern kann man beides nur dadurch, daß man: Entweder die Gläschen, welche die Lösungen enthalten, stets sehr sorgfältig, nur mittels genau eingeschliffenem Glasstopfen, verschließt und die Flüssigkeiten immer nur in ganz kleinen Mengen vorrätig hält, weil diese dann häufig frisch hergestellt werden;

oder dadurch, daß man für jede einzelne Entbindung ein besonders ganz kleines Gläschen benützt, in dem je= weils nur die wenigen für **einen** Fall nötigen Tropfen eingeschmolzen sind, so daß überhaupt kein Wasser verdunsten kann.

177. Fr. **Worauf ist bei diesen Einträufelungen in das kindliche Auge ganz besonders zu achten?**

A. Darauf, daß niemals die Oberfläche des Auges berührt wird mit dem zum Einträufeln benützten Glas= röhrchen, da dadurch sofort eine sehr gefährliche Verletzung des Auges entstehen könnte.

Die Tropfen der Lösung müssen vielmehr immer aus

6*

einem kleinen Abstand **in** das Auge des Kindes fallen, und zwar am besten auf dessen Mitte, die man durch vorsichtiges Auseinanderziehen der Augenlider freimachen muß.

178. Fr. **Wann wird die Abnabelung des Kindes vorgenommen?**

A. Erst wenn der Puls in der Nabelschnur schwächer geworden ist und das Kind zu atmen oder schreien angefangen hat; nur wenn das Kind scheintot ist, muß sofort abgenabelt werden.

179. Fr. **Warum soll man mit dem Abnabeln warten bis die Nabelschnur auspulsiert hat?**

A. Weil dadurch dem Kind noch ein großer Teil des Blutes zugeführt werden kann, das sonst im kindlichen Teil der Nachgeburt zurückbleibt und mit dieser unausgenützt vernichtet wird.

180. Fr. **Wieviel Prozentteile macht das ungefähr aus, die das Kind an Blut mehr bekommt, wenn es nicht sofort abgenabelt wird?**

A. Da das Kind sonst nur ca. 200 Gramm Blut hat, durch das Auspulsierenlassen der Nabelschnur aber ungefähr **100 Gr. mehr**, im ganzen also 300 Gr. bekommt, so beträgt der Gewinn bis zu 50%, oder: Das Kind bekommt um ca. $1/3$ mehr Blut.

181. Fr. **Wie wird das Kind abgenabelt?**

A. Durch 3 Bändchen, von denen das erste 3 Querfinger vom Nabel des Kindes entfernt, aber ja nicht über Ader- oder Sulzknoten, das zweite drei Querfinger vom ersten Bändchen entfernt gegen die Mutter zu, das dritte dicht an den äußeren Geschlechtsteilen der Mutter angelegt wird.

182. Fr. **Welchen Zweck haben die drei Bändchen?**

A. Das erste wird angelegt, damit das Kind nach dem Durchschneiden der Nabelschnur sich nicht verblute;

dasselbe muß daher sehr fest und als Schleife angelegt werden, damit man es später nochmals fester zuziehen kann.

Das zweite wird angelegt:
1. Damit das Blut aus der Nabelschnur nicht in das Bett fließt und dadurch die Kontrolle des Blutabganges aus der Gebärmutter während der Nachgeburts-Periode unmöglich macht.
2. Damit die Nachgeburt gefüllt bleibt und sich infolgedessen leichter ablöst.
3. Endlich damit ein zweiter Zwilling, der sich vielleicht ohne Wissen der Hebamme in der Gebärmutter befindet, sich nicht durch die durchschnittene Nabelschnur des ersten Kindes verblutet.

Das dritte Bändchen soll nur ein Merkzeichen an der Nabelschnur sein, an dem man später erkennt, ob die Nachgeburt schon tiefer geraten ist.

183. Fr. **Wann muß die Unterbindung besonders vorsichtig geschehen?**

A. Bei dicken und sulzigen Nabelsträngen, welche bald nach der Unterbindung zusammenfallen und dadurch eine Lockerung des Unterbindungsbändels mit nachfolgender Verblutung des Kindes zur Folge haben können, weshalb die Hebamme vor dem Weggehen immer nochmals sorgfältig nachschauen soll, ob keine Blutung aus dem Nabelschnurreste des Kindes eingetreten ist.

184. Fr. **Wann hat die weitere Besorgung** (Reinigung, Bekleidung usw.) **des Kindes zu geschehen?**

A. Das Baden und Ankleiden des Kindes sowie auch das etwaige Messen von Länge und Kopfumfang darf erst vorgenommen werden, wenn die Nachgeburt geboren und eine etwaige Nachblutung beseitigt ist; denn während der Nachgeburtszeit hat die Hebamme ihre ganze Aufmerksamkeit der Mutter ungeteilt zuzuwenden.

Nachgeburtszeit.

185. Fr. **Worin können die Störungen der Nachgeburtszeit ihren Grund haben?**

A. 1. In mangelhafter oder ganz fehlender Wehentätigkeit (siehe Fr. 219 u. ff.) und dadurch bewirkten sog. atonischen Blutungen aus der Stelle, von der die Nachgeburt sich loslöst.

2. In sehr schmerzhafter Wehentätigkeit, was bei Mehrgebärenden meist ohne Bedeutung ist, bei Erstgebärenden jedoch zuweilen besonders bei erhöhter Körpertemperatur ein Zeichen von beginnender Gebärmutterentzündung sein kann.

3. In stark gefüllter Harnblase, was sehr häufig der Fall ist.

4. In stärkeren und anhaltenderen Blutungen aus Rissen.

5. In krampfhafter Zusammenziehung des Mutterhalses, ringförmiger Einschnürung des unteren Gebärmutterabschnittes und dadurch bedingter Verhaltung der Nachgeburt.

6. In zu festem Anhaften bzw. in Verwachsungen der Nachgeburt oder einzelner Teile derselben mit der Gebärmutterinnenfläche (Zurückbleiben eines Eihaut- oder Nachgeburtsrestes oder Nebenmutterkuchens).

7. In Mißbildungen und Verlagerungen der Gebärmutter.

8. In dem Vorhandensein von Geschwülsten in der Gebärmutterhöhle.

9. In der (sehr seltenen) unvollständigen oder vollständigen Umstülpung der Gebärmutter.

186. Fr. **Woran erkennt die Hebamme, daß die Nachgeburt sich löst bzw. sich gelöst hat?**

A. Daran, daß sich das um die Nabelschnur angelegte 3. Bändchen von den Geschlechtsteilen entfernt und **nach**

Ablösung und Tiefertreten der Nachgeburt die Gebärmutter von den Bauchdecken aus im ganzen sich schmäler und kleiner, sowie in der Wehenpause von vorn nach hinten platt (leer) anfühlt und der Gebärmuttergrund wieder höher getreten ist, so daß er etwas über dem Nabel bzw. meist in Nabelhöhe durch die Bauchdecken zu fühlen ist. Drückt man über der Schoßfuge ein, so zieht sich die Nabelschnur nicht mehr in die Höhe.

187. Fr. **Wie nimmt die Hebamme die Nachgeburt von den Geschlechtsteilen weg?**

A. Sie faßt mit vollen (selbstverständlich ganz reinen) Händen die Nachgeburt, hebt sie in die Höhe und zieht die etwa noch haftenden Eihäute in der Richtung nach vorne, ja nicht nach unten, langsam und ohne Gewaltanwendung, damit sie nicht abreißen, aus den Geschlechtsteilen hervor. Haften die Eihäute noch etwas fester, so können sie dadurch, daß der Mutterkuchen einige Male langsam um sich herumgedreht wird, zu einem Strang aufgedreht werden, wodurch sie sich dann besser und leichter lösen.

Die Eihäute können manchmal mehrere Stunden nach der Geburt in der Gebärmutter zurückbleiben, sie lösen sich jedoch meist von selbst innerhalb von 24 Stunden und gefährden das Wochenbett in der Regel nicht.

188. Fr. **Wie prüft die Hebamme die abgegangene oder entfernte Nachgeburt?**

A. Dadurch, daß sie die beiden Flächen der Nachgeburt auf einer genügend großen (ein gewöhnlicher Teller ist daher ganz ungeeignet) flachen Unterlage, allenfalls nach losem Aneinanderlegen und Zusammenschieben, genau besichtigt und untersucht, ob dieselbe an der mütterlichen bzw. äußeren Fläche, besonders am Rande und auf der Oberfläche ihrer Lappen, auch völlig entfernt und nicht zu stark zerklüftet ist durch flach abgerissene Fetzen der Oberfläche, oder ob an der kind=

lichen Fläche nicht Gefäße nach der Stelle, wo die Eihäute fehlen, ziehen und die Gefäße am Rande des Mutterkuchens durchgerissen sind (Nebenmutterkuchen). Wenn man die mütterliche (blutige) Fläche mit sehr heißem Wasser übergießt, so nimmt die oberflächliche Schicht der Siebhaut eine graurote Farbe an, während Stellen, an denen der Überzug fehlt, dunkelrot bleiben.

189. Fr. **Wann darf die Hebamme die Nachgeburt ausdrücken?**

A. Erst nach zwei Stunden, oder wenn eine etwas stärkere Blutung eintritt und wenn die Hebamme die Überzeugung gewonnen hat, daß die Nachgeburt vollständig gelöst ist. Voreilige Ausdrückungsversuche können Blutungen zur Folge haben.

Leider entwickeln manche Hebammen bei diesem Akte nicht immer die nötige Geduld und schaden durch unzeitiges Reiben oder Drücken der Gebärmutter vom Bauche aus und durch unzweckmäßiges Herumhantieren an oder gar in den Geschlechtsteilen der Wöchnerin. Je mehr man die Gebärmutter nach der Geburt in Ruhe läßt, desto glatter verläuft in der Regel die Nachgeburtszeit.

190. Fr. **Wie soll die Nachgeburt ausgedrückt werden?**

A. Zunächst werden mit flach aufgelegten Händen durch Reiben in kreisförmiger Bewegung, Umfassen und Drücken des Gebärmuttergrundes Nachgeburtswehen hervorgerufen und dann wird, wenn nach mehreren Zusammenziehungen der Gebärmutter die Nachgeburt nicht ausgestoßen wird, während einer Nachgeburtswehe, also niemals in der wehenfreien Zeit oder Wehenpause, der Gebärmuttergrund mit einer Hand oder zwei Händen, wobei der Daumen auf die Vorder-, die übrigen Finger auf die Hinterseite der Gebärmutter gelegt werden, in der Richtung gegen die Kreuzbeinaushöhlung nach abwärts gedrückt. Gelingt der Handgriff nicht das erste Mal, was oft darin seinen Grund hat, daß man an falscher Stelle, d. h. an der Längsseite der Gebärmutter statt an dem Gebärmuttergrunde drückt oder daß die Harnblase zu stark gefüllt ist, so wiederhole man ihn, wenn nötig nach vorheriger Blasenentleerung, bei der nächstfolgenden Wehe.

191. Fr. **Wann muß die Hebamme im allgemeinen wegen der Nachgeburt zum Arzt schicken?**

A. Wenn die Gebärmutter sich nicht als harte Kugel zusammenzieht und anfühlt, wenn sie weich wird, hochsteigt und größer wird, wenn auch während der Wehenpause und nach Ausstoßung der Nachgeburt die Blutung fortdauert oder wenn nach 2 Stunden trotz wiederholter Versuche die Nachgeburt nicht ausgedrückt werden kann, ferner wenn Stücke von der Nachgeburt fehlen oder wenn trotz gut zusammengezogener Gebärmutter Blutung vorhanden ist, kurz bei jeder stärkeren Blutung, welche nach Anwendung der gewöhnlichen Blutstillungsmittel nicht aufhört.

192. Fr. **Kann eine gefährliche Nachgeburts-Blutung auch dann bestehen, wenn kein Blut nach außen abläuft?**

A. Gewiß, denn das aus einer Nachgeburtsstelle kommende Blut kann sich bei schlaffer Gebärmutter in dieser ansammeln. Dann wird die Gebärmutter immer größer und ist zuletzt ein mit u. U. mehreren Litern Blut angefüllter, schlaffer Sack, wobei sich die Frau vollständig „nach innen" verbluten kann, ohne daß Blut nach außen abfließt.

Erst wenn man von außen auf eine solche sackartige, schlaffe Gebärmutter drückt, fließt Blut nach außen ab.

193. Fr. **Was muß mit der geborenen Nachgeburt geschehen?**

A. Solange auch nur irgendeine Wahrscheinlichkeit besteht, daß noch ein Arzt zu dem Fall gerufen wird, darf weder die Nachgeburt, noch das geringste von dem was etwa sonst an Blut usw. abgegangen ist, entfernt, sondern muß all' dies sorgfältig aufbewahrt werden, die Nachgeburt mit den Eihäuten am besten in einer Schüssel mit warmem Wasser, damit sie nicht vertrocknet.

Kommt sicher kein Arzt, dann muß alles aus dem Körper der Frau Abgegangene, also Nachgeburt, Blut= klumpen, Eihautstücke, Nabelschnurteile usw. verbrannt werden. Unter keinen Umständen darf derartiges auf Misthaufen oder in Abortgruben geworfen, oder gar Tieren zum Fressen überlassen werden. Das wäre im höchsten Grad ungehörig.

194. Fr. **Woher stammen die Blutungen der Nachgeburtszeit?**

A. Sie können herrühren von tieferen Einrissen am Scheideneingang (Kitzler), in der Scheide oder im Mutter= hals, wobei meistens die Gebärmutter, vor allem deren oberer Teil, gut zusammengezogen ist und in der Regel hellrotes, gleichmäßig rieselndes oder spritzendes Blut sich ergießt.

Die meisten Nachgeburtsblutungen mit Abgang von dunkelrotem, flüssigem, frisch geronnenem Blut in mehr oder weniger großen Klumpen rühren her:
1. von unvollkommener Zusammenziehung der Ge= bärmutter, welche sich besonders gerne einstellt bei überfüllter Harnblase, nach zu großer Aus= dehnung der Gebärmutter durch Zwillinge oder durch übermäßige Fruchtwassermengen, ferner nach recht langwierigen oder recht raschen Ge= burten — die Gebärmutter steht dabei meist ungewöhnlich hoch, fühlt sich groß und weich an und läßt nur schwache oder seltene Zusammen= ziehungen wahrnehmen —;
2. von unvollkommener, nur teilweiser Lösung der Nachgeburt, wie es beim Vorliegen der Nach= geburt, beim Zurückbleiben von Nachgeburts=

resten und umfangreicheren Eihautfetzen oder bei Nebenmutterkuchen vorkommt;

3. von übereilten Eingriffen in der Nach= geburtszeit.

195. Fr. **Was kann die Hebamme bei den Nachgeburts= blutungen tun?**

A. Am sichersten geht die Hebamme, wenn sie bei allen einigermaßen stärkeren und andauernden Blutungen den Arzt rufen läßt. Sie muß dann zuerst nach der Ursache der Blutungen forschen und vor allem fest= stellen, ob die Blutungen etwa von Einrissen an den äußeren Geschlechtsteilen bzw. an der Scheide oder am Scheidenteil der Gebärmutter stammen, wie es bei gut zusammengezogener Gebär= mutter wahrscheinlich ist. In diesen Fällen muß ein reiner Tampon, d. h. ein in Lysollösung getauchter und ausgedrückter Bausch von reiner Verbandwatte oder Jodoformgaze fest an die blutende Stelle angedrückt und die Wunde dadurch komprimiert gehalten werden bis zur Ankunft des Arztes.

Bei den übrigen Nachgeburtsblutungen suche die Heb= amme bis zur Ankunft des Arztes die Gebärmutter gleich= mäßig zu reiben, bei gefüllter Harnblase diese zu ent= leeren, dann in allen Fällen Bettruhe, Rückenlage mit geschlossenen Beinen und niedrig gelegtem Kopfe anzu= ordnen, ferner kalte Umschläge auf den Bauch und eine stets mit dem Thermometer zu messende 50° C heiße Scheidenspülung von 2—4 Liter mit Lysol vermischtem Wasser (1 Kaffeelöffel voll auf 1 Liter Wasser) zu machen.

Nach größeren Blutverlusten, also erst, wenn es nicht mehr blutet, kann neben niedriger Kopflage und Einwickelung der Beine ein Mastdarmeinlauf mit lauwarmem Kochsalzwasser (1 kleiner Eßlöffel voll Koch= salz auf 1 Liter Wasser), sowie die Verabreichung von kühlen Getränken oder auch von Wein, Hoffmanns= Tropfen, Fleischsuppe ꝛc. angezeigt sein.

Läßt die Blutung nach, so kann zweckmäßig die Eisblase oder ein feuchter Sandsack auf den Bauch bzw. auf die Gebärmutter gelegt werden.

In keinem Falle darf in der Nachgeburts= zeit die Ausstopfung der Scheide vorgenommen werden außer bei stärker blutenden Einrissen am Scheidenteil der Gebärmutter.

196. Fr. **Was kann die Hebamme bei plötzlichen ganz schweren Blutungen versuchen, wenn sie solche nicht sofort durch eines der in Fr. 195 genannten Mittel stillen kann?**

A. Wenn die Hebamme den Eindruck hat, daß eine Blutung so schwer ist, daß sich die Frau innerhalb kürzester Zeit verbluten müßte (z. B. bei starken Mutter= Hals=Rissen), dann soll sie zunächst und möglichst rasch die Gebärmutter durch Reiben hart machen und dann den ganzen Gebärmutter=Grund mit der Hand umfassen und möglichst fest nach vorne gegen das Schambein an= drücken, so daß die Gebärmutter im Halsteil abgeknickt wird.

Im äußersten Notfall darf sie auch noch mit der anderen, mit einem sterilen Handschuh bekleideten Hand in die Scheide eingehen und die Gebärmutter so zwischen ihren beiden Händen zusammenpressen, wie dies in Tafel V gezeigt ist.

Kennzeichen des Neugeborenen.

197. Fr. **Wie lange nennen wir ein Kind „Neugeborenes"?**

A. Solange, als es frische Zeichen seines Zusammen= hanges mit dem mütterlichen Körper an sich trägt, d. h. solange, bis der Nabelschnurrest abgefallen, und die Nabel=Wunde vernarbt ist.

Von da ab wird ein Kind „Säugling" genannt, und zwar ungefähr solange, bis es Zähnchen bekommt. also ungefähr bis zur Mitte des ersten Lebensjahres.

Tafel V.

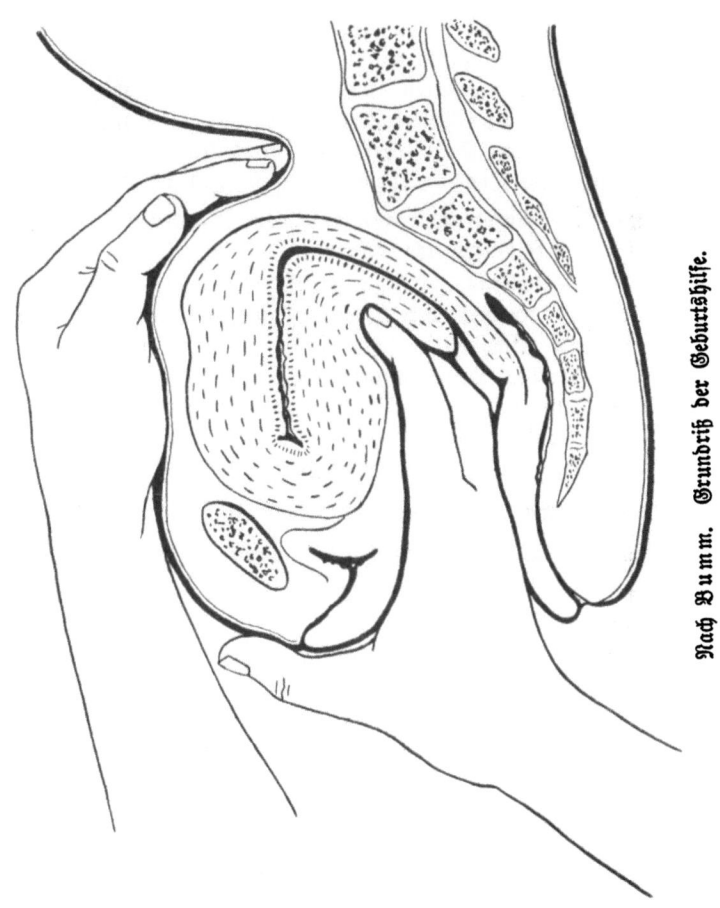

Nach Bumm. Grundriß der Geburtshilfe.

198. Fr. **Welches sind die Kennzeichen eines neugeborenen Kindes?**

A. Der Nabelschnurrest haftet entweder noch am Unterleibe des Kindes (durchschnittlich bis zum 5. Tage) oder der wunde Nabel zeigt an, daß die Nabelschnur erst vor kurzem abgelöst ist; aus dem Mastdarm entleert sich Kindspech; der Kindskörper zeigt bisweilen noch Spuren von Hautschmiere; auch läßt sich manchmal noch eine Kindsteilgeschwulst wahrnehmen.

199. Fr. **Woran kann man erkennen, in welcher Lage ein Kind geboren wurde?**

A. Meistens am Sitze der Kinds-Geschwulst, und daran, welches der beiden Scheitel-Beine über das andere geschoben ist, denn:
Bei erster Hinterhaupts-Lage befindet sich die Kopf-Geschwulst hauptsächlich über dem rechten Scheitelbein, und ist dieses über das linke geschoben, während es bei zweiter Hinterhaupts-Lage umgekehrt ist.

Kennzeichen des Lebens der Frucht während der Geburt.

200. Fr. **Welche Kennzeichen hat man für das Leben der Frucht während der Geburt?**

A. Man hört die Herztöne der Frucht oder das Nabelschnurgeräusch deutlich, oder die Frau fühlt die Kindesbewegungen, oder man nimmt die Bewegungen der Frucht mit der aufgelegten Hand wahr oder es bildet sich bei längerer Dauer der Geburt und kräftigen Wehen eine Geschwulst an dem vorliegenden Fruchtteile, welche allmählich zunimmt und sich prall anfühlt oder endlich, man fühlt die vorgefallene Nabelschnur deutlich pulsieren.

Kennzeichen einer vorausgegangenen Geburt.

201. Fr. **Welches sind die Kennzeichen einer vorausgegangenen Geburt?**

A. Je mehr Zeit verstrichen ist, desto schwieriger ist die Entscheidung. Ist die Geburt erst vor wenigen Tagen erfolgt, so sind die Brüste angeschwollen und enthalten Milch, die Bauchdecken sind schlaff und gerunzelt, mit bräunlichen und rötlichen Streifen versehen; die Gebär= mutter läßt sich von außen durch die Bauchdecken als ein kugelförmiger, härtlicher Körper über der Schamfuge deutlich fühlen, die Schamlippen sind schlaff, welk, bis= weilen angeschwollen und unvollkommen aneinander schließend; das Schamlippenbändchen und der Damm sind ausgedehnt oder frisch eingerissen; die Scheiden= mündung ist auffallend weit, die Scheide schlaff und erweitert, ihre Wände sind wie ausgeglättet oder ver= letzt; der Muttermund ist noch offen oder klaffend, seine Ränder sind mit Einkerbungen versehen, der Scheiden= teil ist weich und locker; Wochenfluß ist wahrnehmbar.

Unregelmäßigkeiten bei der Geburt.

202. Fr. **Wodurch kann eine Geburt regelwidrig werden?**

A. Durch regelwidrige Beschaffenheit der mütterlichen Teile, insbesondere des Beckens, der Gebärmutter und der übrigen Geschlechtsteile, ferner durch regelwidrige Tätigkeit der Gebärmutter (unregelmäßige Wehen), sowie durch regelwidriges Verhalten der Frucht oder der übrigen Eiteile, z. B. Vorliegen des Mutterkuchens, Vorfall der Nabelschnur oder kleiner Kindesteile usw. und endlich durch Verletzungen, Blutungen und Erkrankungen der Gebärenden.

Unregelmäßiges Becken.

203. Fr. **Wann ist das Becken regelwidrig beschaffen?**

A. Wenn es zu eng oder zu weit ist.

204. Fr. **Wodurch ist das enge Becken gekennzeichnet?**

A. Dadurch, daß entweder nur ein oder mehrere oder alle Durchmesser zu klein oder zu groß sind, bzw. daß es nur in einem, in mehreren oder in allen Becken=Ab= schnitten unregelmäßig ist.

Arten des engen Beckens.

205. Fr. **Welches sind die hauptsächlichsten und wichtigsten Ursachen anormaler Becken?**

A. I. Fehlerhafte Anlage oder Entwicklung im Mutterleibe, hierher gehören:
1. Riesen- oder Zwerg-Wuchs.
2. Offenbleiben oder vollständige Verknöcherung der Verbindung zwischen den einzelnen Becken-Knochen.
3. Mehr oder weniger vollständiges Fehlen ganzer Teile des Beckens.

II. Erkrankungen oder Entwicklungs-Störungen in der Kindheit. Hierher gehören:
1. Vor allem die sog. englische Krankheit (Rachitis), weil dies die häufigste Ursache verengter Becken ist. Durch diese werden die Kalksalze, durch welche die Knochen hart werden, aus diesen wieder mehr oder weniger ausgelöst, so daß die weich gewordenen Knochen durch das Gewicht des Körpers zusammengedrückt werden können.
   Die wichtigsten Zeichen rachitischer Erkrankung sind: a) Die Angabe, daß eine Frau als Kind „das Laufen wieder verlernt hat". b) Verkrümmungen der Knochen an Armen und Beinen. c) Manche Verkrümmungen der Wirbelsäule. d) Knotenartige Auftreibungen an den Stellen, an denen die Rippen in das Brustbein übergehen (sog. „Rachitischer Rosenkranz").
2. Tuberkulöse oder andere entzündliche Erkrankung der Becken-Knochen, Wirbelsäule oder Hüftgelenke während der Kindheit.
3. Verletzungen des Beckens oder der unteren Gliedmaßen während der Entwicklungs-Jahre.

III. Erkrankungen des späteren Lebens (bei der erwachsenen Frau). Hierher gehören:
1. Die Knochen-Erweichung in der Schwangerschaft, durch die die höchsten Grade der Becken-Verengung entstehen.
2. Neubildungen (Geschwülste) an den Knochen des Beckens.
3. Verletzungen des Beckens oder seiner Gelenke (z. B. Becken-Brüche oder Zerreißungen durch Überfahren usw.).

206. Fr. **Wie teilt man die anormalen Becken ein, nach der Art der Veränderung?**
A. I. **In allgemein gleichmäßig** veränderte Becken.
1. Allgemein zu weite Becken bei Riesinnen, sehr großen Frauen, aber manchmal auch bei scheinbar ganz normal großen.
2. Allgemein zu enge Becken bei normal großen, und besonders bei kleinen, sehr zierlichen Frauen.
3. Zwerg-Becken, bei denen man wieder mehrere Unter-Arten unterscheidet.

II. Sog. platte Becken, bei denen einer oder mehrere gerade Durchmesser verengt sind.
1. Das einfach platte Becken, bei dem nur alle geraden Durchmesser aller Becken-Ebenen verengt sind, vielleicht dadurch, daß solche Frauen als Kinder zu früh schwere Lasten tragen mußten.
2. Rachitisch platte Becken, die häufigste Art der anormalen Becken, bei denen:
Nur der gerade Durchmesser des Becken-Einganges dadurch verengt ist, daß der Vorberg nach vorne, in den Becken-Eingang hinein, das Kreuzbein aber nach hinten hinaus

gedrückt ist, und dadurch werden gleichzeitig: Die beiden Beckenschaufeln seitlich auseinandergebogen, so daß die vorderen Spitzen der Darmbeine **weiter auseinanderstehen**, als die Darmbein=Kämme, während dies bekanntlich (S. 8, Fr. 31) beim normalen Becken **umgekehrt ist**.

Ferner werden durch dieses Auseinanderweichen der seitlichen Becken=Knochen die **queren Beckendurchmesser in der Regel weiter als normal**, und:

Endlich ist infolge des Zurückbiegens des Kreuzbeines im Becken=Ausgang beim rachitischen Becken auch **oft der gerade Durchmesser weiter**.

3. **Allgemein verengte und platte Becken**, d. h. solche, bei denen nicht nur die geraden Durchmesser verengt sind, sondern auch andere, am stärksten aber die geraden. Auch diese Becken entstehen am häufigsten durch die englische Krankheit.

4. Das sog. „**Rutsch=Becken**", das durch eine angeborene Anomalie der Wirbelsäule entsteht.

5. Die Becken bei **doppelseitiger angeborener Luxation beider Hüftgelenke**.

III. **Quer verengte und sog. Trichter=Becken**. Letztere sind vor allem im Becken=Ausgang verengt. Hierzu gehören:

1. Die sog. **Robert'schen Becken** bei denen auf **beiden Seiten Teile** (die sog. „**Flügel**") **des Kreuzbeines fehlen**.

2. Die durch **Spitz=Buckel** quer verengten Becken.

3. Einige sehr seltene, hier nicht näher zu besprechende Formen anormaler Becken.

IV. **Schräg** verengte oder verschobene Becken. Zu diesen gehören:
1. Das sog. Naegele'sche Becken, bei dem nur der Kreuzbeinflügel der einen Seite fehlt.
2. Die schräg verschobenen, meist aber sogar teilweise erweiterten Becken bei einseitiger Hüft-Entzündung.
3. Die durch englische Krankheit schräg verengten Becken, bei denen sich meist auch eine rachitische Verkrümmung der Wirbelsäule, oder eine besonders starke des einen Beines findet.
4. Die Becken von Frauen, die schon in der Kindheit einen Fuß verloren, oder eine schwere Erkrankung an einer unteren Gliedmaße durchgemacht haben.

V. **Unregelmäßig** veränderte Becken. Zu diesen gehören:
1. Die durch schwerste Rachitis entstandenen Becken, besonders bei solchen Frauen, die als Kinder trotz der englischen Krankheit noch herumgelaufen sind.
2. Die durch Schwangerschafts-Erweichung der Knochen entstandenen Beckenformen.
3. Die durch Geschwülste veränderten Becken.
4. Die durch Unfälle schwer verletzten Becken.

207. Fr. **Wie teilt man die verengten Becken ein, nach dem Grade der Verengung?**

A. 1. In verengte Becken ersten Grades, d. s. solche, bei denen der gerade Durchmesser des Becken-Einganges (oder nur ein anderes Becken-Maß) um höchstens zwei Zentimeter verkürzt ist, der gerade Durchmesser des Einganges also mindestens 9 cm (statt 11) mißt.

Allgemein verengte Becken dürfen aber beim ersten Grad nur um je einen Zentimeter verengt sein, müssen also auch im geraden Durchmesser des Einganges 10 cm haben.

Bei solchen Becken kann man noch eine geschlossene Mannes-Faust durch das ganze Becken hindurchführen, geht also auch noch der Kopf eines ausgetragenen Kindes durch.

2. Verengte Becken zweiten Grades, d. f. solche, die im geraden Durchmesser des Einganges bis auf sieben Zentimeter, oder in mehreren Durchmessern um je zwei Zentimeter verkürzt sind.

Bei solchen Becken ist eine spontane Geburt ausgetragener lebender Kinder schon sehr fraglich und oft nicht mehr möglich, wohl aber eine solche frühgeborener, oder mit Kunsthilfe.

3. Im dritten Grade verengte Becken, bei denen der gerade Durchmesser des Einganges unter sieben, aber mindestens noch fünf Zentimeter mißt oder mehrere Durchmesser um je drei Zentimeter zu kurz sind.

Durch solche Becken kann ein lebendes, reifes Kind überhaupt nicht mehr entwickelt werden, sondern nur mehr ein zerstückeltes, denn durch ein solches Becken kann gerade noch die flache Hand eines Mannes eingeführt werden.

4. Endlich die im vierten oder höchsten Grade verengten Becken, bei denen der gerade Durchmesser des Einganges oder irgend ein anderes Maß weniger als fünf Zentimeter beträgt, und bei denen ein reifes Kind auch nicht mehr zerstückelt entwickelt werden kann.

Bei solchen Becken muß also die Frau durch den Kaiserschnitt entbunden werden, da man durch das Becken nicht einmal mehr die flache Hand einführen, also überhaupt nicht auf natürlichem Weg entbinden kann.

Geburts=Mechanismus beim anormalen Becken.

209. Fr. **Wie ist der Geburtsmechanismus beim platten Becken?**

A. Der Kopf stellt sich in den verengten, geraden Durchmesser mit seinem kleinen Querdurchmesser und stark nach vorn geneigt auf den Beckeneingang ein; die große Fontanelle steht gerade vor dem Vorberg, die Pfeilnaht steht ganz quer und dem Kreuzbein sehr nahe, das nach vorn liegende Scheitelbein senkt sich stark in den Beckeneingang herein, manchmal so stark, daß hinter der Schamfuge das Ohr zu fühlen ist. Das Hinter=haupt steht seitlich noch oberhalb der Bogenlinie, die Stirne steht also etwas tiefer. Unter kräftigen Wehen kann nun der Kopf von der Seite her in den verengten, geraden Durchmesser des Beckens hereinrücken, wobei die Scheitelbeine sich sehr stark übereinanderschieben. Wenn der große Querdurchmesser des Kopfes in den verengten geraden Beckendurchmesser hereingerückt ist, so ist das Hindernis überwunden und der Kopf geht jetzt schnell durch die übrigen Abschnitte des Beckens durch. Es können aber infolge des starken Hindernisses die Wehen sich vollkommen erschöpft haben und aufhören (Ermüdungs=Wehenschwäche). Nach der Geburt sieht man bei solchen Kindern starke Abflachung des nach hinten gelegenen Scheitelbeines, außerdem oft eine sogenannte Vorbergmarke.

210. Fr. **Wie ist der Geburtsmechanismus beim allge=meinen gleichmäßig verengten Becken?**

A. Der Kopf senkt sich schon beim Eintritte in den Beckeneingang mit dem Hinterhaupte stark ins Becken herab und macht also die volle Beugung, die er sonst erst beim Eintritt in die Beckenenge ausführt, schon im Beckeneingang. Man fühlt daher schon im Beckeneingang die kleine Fontanelle am tiefsten und in der Mitte des Beckens stehend. Verletzungen und Durchreibungen der mütterlichen Weichteile und Gebärmutterzerreißung sind hier besonders häufig.

211. Fr. **Wie ist der Geburtsverlauf bei schräg verengten Becken?**

A. Wenn das Becken nur wenig verengt ist, so kann der Kopf ohne Hindernis durch das Becken gehen, wenn er sich in denjenigen schrägen Durchmesser einstellt, welcher nicht verengt ist. Stellt er sich dagegen in den verengten schrägen Durchmesser, so kann er auch bei geringgradig verengtem Becken nicht geboren werden.

212. Fr. **Wie mißt man den geraden Durchmesser des Becken= einganges?**

A. Man führt den vorschriftsmäßig desinfizierten Zeige= und Mittelfinger gestreckt ein, bringt die Spitze des Mittelfingers an den Vorberg, drängt die Finger sanft an den Schambogen. Mit dem Nagel des andern Zeigerfingers drückt man eine Hautmarke an der Stelle ein, wo der untersuchende Zeigefinger den Schambogen= winkel berührt. Dann zieht man die Hand in unver= änderter Haltung hervor und mißt die Entfernung von der Spitze des Mittelfingers bis zur Nagelmarke; $1^{1}/_{2}$ cm davon abgezogen ergibt die ungefähre Länge des geraden Durchmessers des Beckeneinganges; die Entfernung des Vorberges vom unteren Rande der Schamfuge beträgt daher beim regelmäßigen Becken 12 bis 13 cm.

213. Fr. **Gilt diese Messung in allen Fällen?**

A. Nein, denn wenn das Schambein ungewöhnlich hoch oder besonders steil gestellt ist, dann müssen von den so gemessenen Zentimetern mehr als $1^{1}/_{2}$, unter

Umständen sogar bis zu drei (3) Zentimeter abgezogen werden, um das richtige Maß für den geraden Durchmesser des Becken=Einganges zu bekommen.

Umgekehrt ergibt sich bei sehr niederem, oder stark mit dem oberen Rand nach vorne geneigtem Schambein ein günstigeres Verhältnis, d. h. es braucht nur 1 cm, ja u. U. überhaupt nichts von dem nach A. 212 festgestellten Maß abgezogen zu werden.

214. Fr. **Wie kann man in der Regel rasch und einfach feststellen ob ein Becken im Eingang wesentlich platt verengt ist?**

A. Einfach dadurch, daß man versucht mit dem tuschierenden Mittel=Finger an den Vorberg zu kommen, denn: Gelingt dies nur schwer oder gar nicht, dann ist das Becken im geraden Durchmesser jedenfalls nicht wesentlich verengt; umgekehrt liegt immer eine beträchtliche Verengerung dieses Becken=Maßes vor, wenn der untersuchende Mittel=Finger leicht, oder gar schon der Zeige=Finger den Vorberg erreichen kann.

Dieser Griff sollte daher bei keiner Erst=Untersuchung einer Schwangeren übersehen werden, denn: Eine solche wünscht mit Recht immer Auskunft darüber, ob sie kein erheblich verengtes Becken hat, und auf diese Frage kann und darf die Hebamme keine bestimmte Antwort geben, wenn sie vorher (bei der inneren Untersuchung) vergessen hat, nach dem Vorberg zu tasten.

215. Fr. **Kann auch durch zu starke Becken=Neigung die Geburt regelwidrig werden und wodurch erkennt man dieselbe?**

A. Der Eintritt des Kopfes ins Becken kann durch zu starke Beckenneigung erschwert sein; erkannt wird sie an einer sattelförmigen Einbiegung des Rückgrates über der Kreuzgegend, beträchtlichem Hervortreten der Hinterbacken, an der tief und nach hinten gelagerten Scheiden=

mündung und der Schamteile zwischen die Schenkel und an Hängebauch. Platte Becken sind gewöhnlich zugleich stärker geneigt.

Kennzeichen eines unregelmäßigen Beckens.

216. Fr. **Wann muß die Hebamme vermuten, daß das Becken eine für die Geburt nachteilige Gestalt habe?**

A. Wenn eine Person zwerghaft gebaut ist (gleichmäßig verengtes Becken) oder wenn bei sonst regelmäßigem Bau die Hüftengegend unverhältnismäßig schmal ist (allgemeines verengtes, seltener querverengtes Becken), ferner wenn die Hüftenbeinstacheln weiter voneinander abstehen, als die rückwärts gelegenen Punkte der Hüftenbeinkämme (rachitisch plattes Becken), oder wenn die Lendengegend über dem Kreuzbeine ungewöhnlich stark eingebogen ist und die Geschlechtsöffnung ungemein weit nach hinten zwischen den Schenkeln liegt (zu stark geneigtes Becken) oder wenn bei gutem, meist großem Wuchse die Hüftgegend auffallend breit ist (zu weites Becken); ferner wenn die Hebamme erfährt, daß die Frau als Kind das Gehen ungewöhnlich spät erlernt oder später wieder verlernt hatte und man sieht, daß die Gliedmaßen verkrümmt und die Knöchel- und Handgelenke ungewöhnlich dick sind (rachitisch plattes Becken); oder wenn die Schamfugengegend stark hervortretend und die Geschlechtsöffnung auffallend weit nach vorn gelegen ist (zu geringe Neigung) und wenn die Hebamme erfährt, daß die Frau an einer Krankheit gelitten hat, die ihr, ohne äußere Verletzungen, das Gehen und Stehen schmerzhaft oder unmöglich machte und die Frau, früher wohlgestaltet, durch solche Krankheit buckelig und krüppelhaft geworden ist (Knochenerweichung); dann, wenn eine Frau seit der Kindheit am sogenannten „freiwilligen Hinken" oder an einer Verkrümmung oder Verschiebung der Wirbelsäule gelitten hat (schräg verengtes Becken);

oder wenn eine Frau infolge eines Falles, Schlages oder Stoßes, der die Beckengegend betraf, lange Zeit bettlägerig gewesen ist; endlich wenn die Hebamme weiß oder von der Frau erfährt, daß bei früheren Geburten bedeutende Hindernisse überwunden werden mußten.

Geburtsverlauf bei engem Becken.

217. Fr. **Welche Erscheinungen kann das enge Becken bei der Geburt bewirken?**

A. a) Lange, oft mehrtägige Geburtsdauer mit langsamer Eröffnung des Gebärmutterhalses;

b) veränderte Wehen, anfangs starke, später schwache oder nur mehr Krampfwehen;

c) Quetschungen und Zerreißungen der Geburtsteile;

d) mittlere oder seitliche Aufstemmung oder Einkeilung des vorliegenden Kindesteiles;

e) auffallende Formveränderungen des Kopfes (rote Hautstreifen, Knocheneindruck, Zerreißung der Nähte, Bluterguß ins Gehirn 2c.);

f) Erstickung des Kindes.

218. Fr. **Wie hat sich die Hebamme bei den durch das enge Becken bewirkten Geburtsstörungen zu verhalten?**

A. Jedenfalls läßt sie möglichst bald einen Arzt rufen; sie kann ferner bis zur Ankunft des Arztes Erleichterung und Nutzen schaffen durch passende Lagerung der Gebärenden, sei es in halbsitzender oder Seitenlagerung oder Hängelage (Herabhängenlassen der auswärts gerollten Beine vom Tisch- oder Bettrand bei leicht zurückgelehntem Körper), dann durch Schonung und Erhaltung der Fruchtblase, Regulierung der Wehentätigkeit (Seitenlagerung, warme oder heiße Kamillenumschläge, warmes Bad, Senfteige auf die Kreuzgegend 2c.).

Unregelmäßigkeiten bei der Geburt.

219. Fr. **Wodurch kann die Gebärmutter eine regelwidrige Beschaffenheit oder Tätigkeit äußern?**

A. Durch fehlerhafte Form, Unnachgiebigkeit, Verhärtung und Verschließung des Mutterhalses bzw. Muttermundes, fehlerhafte Lage der Gebärmutter nach rechts oder links, vorne oder hinten (Vor- oder Rückwärtsbeugung), oder durch Gebärmuttervorfall, ferner durch Wehenschwäche.

220. Fr. **Wodurch ist die Wehenschwäche erkennbar?**

A. Dadurch, daß die Zusammenziehungen der Gebärmutter zu kurz dauern, kaum schmerzhaft sind und die Gebärmutter sich nicht ganz hart anfühlt.

221. Fr. **Wann kann Wehenschwäche auftreten?**

A. In jeder Geburtszeit.

222. Fr. **Wann ist die Wehenschwäche am gefährlichsten?**

A. In der Nachgeburtszeit und in den ersten Stunden nach Abgang der Nachgeburt.

Daher ist es auch in der Regel nicht wünschenswert, daß zur Zeit einer Wehenschwäche die Geburt des Kindes erfolgt, etwa dadurch, daß von außen auf die Gebärmutter gedrückt wird, denn:

Die vorher, d. h. in der Austreibungs-Periode meist relativ harmlose Wehenschwäche wird ja mit dem Moment der Geburt des Kindes zu einer solchen, immer sehr gefährlichen „Nachgeburts-Wehenschwäche".

223. Fr. **Worin kann die Wehenschwäche ihren Grund haben?**

A. In dem Alter der Gebärenden (bei sehr jungen und sehr alten Personen), in dünnen oder krankhaft entarteten Gebärmutterwänden, in übermäßiger Ausdehnung der Gebärmutter durch viel Fruchtwasser, in abnormer Lage und Gestalt der Gebärmutter, Ermüdung und

Lähmung der Gebärmutter (enges Becken, großes Kind oder Zwillinge), ferner in allgemeiner Schwäche des ganzen Körpers, endlich in Überfüllung der Harnblase und des Darmes.

224. Fr. **Welche Mittel hat die Hebamme gegen Wehenschwäche?**

A. In der Eröffnungszeit: Ermahnung zur Geduld, Einlauf mit Kamillentee und Öl bei Anhäufung von Blähungen und Kot, Urinabnahme, warmes Vollbad von $1/2$ Stunde. Zieht sich die Wehenschwäche in die Austreibungszeit hinein, so ist Gefahr für das Kind möglich, daher Arzt am Platze. Ebenso muß in der Nachgeburtszeit und besonders, wenn sich Blutungen dazu gesellen, ein Arzt gerufen werden (siehe Fr. 191 u. ff).

Unter keinen Umständen aber darf die Hebamme jemals irgend ein sog. "Wehen=Mittel" (Pulver, Medizin 2c.) ohne ärztliche Erlaubnis verabreichen, da alle derartigen Mittel in der Regel gar keine "Wehen", sondern höchst gefährliche Gebärmutter=Krämpfe verursachen.

Unregelmäßigkeiten der übrigen Geschlechtsteile.

225. Fr. **Wodurch können die übrigen Geschlechtsteile und Nachbarteile ihre regelwidrige Beschaffenheit äußern?**

A. Durch Vorfall, Verengerung der Scheide, durch Blutgeschwulst der Geschlechtsteile, durch Wassergeschwulst und Blutaderknoten der Schamlippen, durch Enge und Unnachgiebigkeit der Schamspalte und des zu breiten und unnachgiebigen Dammes (besonders bei Erst=Gebärenden) durch übermäßige Ausdehnung der Harnblase und des Mastdarmes, ferner durch Eierstocks=geschwülste.

Unregelmäßigkeiten der Frucht.

226. Fr. **Inwieferne kann das Verhalten der Frucht die Geburt regelwidrig machen?**

A. Durch ungewöhnliche Größe und Gestalt des Kindes, insbesondere des Kopfes, durch übermäßigen Umfang einzelner Körperteile (z. B. Wasserkopf, Bauchhöhlenwassersucht ꝛc.), Verwachsungen von 2 Früchten (Doppelbildung), ferner durch unregelmäßige Lage und Haltung des Kindes, sowie durch Vorfall kleiner Teile.

Unregelmäßige Lagen, Haltungen und Stellungen des Kindes.

227. Fr. **Welches sind unregelmäßige Lagen des Kindes?**

A. a) Die **Beckenend-Lagen**, bei denen der Steiß oder Steiß und Füße oder die Füße allein der am tiefsten stehende Teil ist;

b) die **Schief-Lagen**, wobei die Frucht nicht der Länge nach in der Gebärmuter liegt, sondern der Kopf in der einen und das Beckenende in der entgegengesetzten Seite der Gebärmutter zu finden ist.

228. Fr. **Was entsteht durch unrichtige Haltung?**

A. a) Bei Kopf-Lagen entstehen durch unregelmäßige Haltung bzw. mehr oder weniger starke Streckung des Kopfes in den Nacken **Gesichts-** und **Stirn-Lagen**. Die Stirnlagen gehen meistens in Gesichtslagen über, können aber bis zum Austritte des Kopfes bestehen bleiben und sind in diesem Falle sehr ungünstig, so daß immer der Arzt nötig wird.

b) Ein „Haltungs-Fehler" ist endlich bei Kopf-Lagen auch jedes Vorfallen oder Vorliegen kleiner Teile (Arme oder Füße) oder der Nabelschnur.

c) Bei Beckenend=Lagen entstehen durch un=
richtige Haltung (Herunterschlagen) der
Füße die **unvollkommenen** und **vollkommenen
Fuß=** und **Knie=**, oder die **Steiß=Lagen**, wenn
beide Füße hinaufgeschlagen sind.

Vor allem aber ergibt sich bei Becken=Endlagen
eine sehr unangenehme Komplikation durch
Haltungs=Verletzung der Arme, sobald diese
nämlich nicht mehr über der Brust gekreuzt,
sondern über den Kopf hinauf oder gar hinter
den Kopf geschlagen sind, denn: Dann müssen
solche Arme, weil der Kopf nicht neben einem
Arm durch das Becken geht, "gelöst" werden
(in der S. 116, Fr. 242 angegebenen Weise),
und das verlängert immer die Zeit, während
der die Nabelschnur durch den bereits ins Becken
eingetretenen Kopf zusammengedrückt, das Kind
also in großer Erstickungs=Gefahr ist.

229. Fr. **Was kann durch unrichtige Stellung des Kindes
entstehen?**

A. a) Ein sog. "**tiefer Querstand**" (vergl. S. 68,
Fr. 151), wenn bei Schädellagen das Hinter=
haupt (= die kleine Fontanelle) nicht nach
vorne rückt, sondern seitlich stehen bleibt, bei
erster Lage also **links** seitlich.

b) Eine sog. **Vorderhaupts=Lage**, wenn bei noch
ganz (= günstiger Fall = hintere Hinter=
hauptslage S. 68, Fr. 152), oder nicht mehr
ganz auf die Brust gebeugtem Kopf (= un=
günstiger Fall mit beginnender Haltungs=Ver=
letzung) das Vorderhaupt (also die große
Fontanelle statt der kleinen) nach vorne tritt.

c) Die sog. **Vorder=Scheitelbein=** oder **Hinter=
Scheitelbein=Einstellungen** oder "**Ohr=Lagen**",
wenn bei Schädellagen die Pfeilnaht nicht

in der Mitte zwischen Kreuzbein und Scham=
bein verläuft, sondern näher am Vorberg,
so daß man zunächst nur das vordere Scheitel=
bein (und Ohr) fühlt, oder näher am oberen
Schambein=Rand, so daß sich die vordere
Schädelhälfte vorne über dem Schambein vor=
wölbt und der tuschierende Finger zunächst
nur das hintere Scheitelbein (und Ohr) fühlt,
die Pfeilnaht aber erst dicht am oberen Rand
des Schambogens (bzw. dicht am Vorberg bei
der „Vorder=Scheitelbein=Einstellung").

d) Endlich werden die ohnehin schon durch Haltungs=
Fehler entstandenen **Gesichts=** oder **Stirn=
Lagen** auch noch weiter und verhängnisvoll
kompliziert, wenn sich dabei das **Kinn** (bzw.
die Nase bei Stirnlagen) **nach hinten** dreht,
also hinten steht. Denn bei dieser „Kinn nach
hinten"=Stellung ist die Geburt eines reifen
lebenden Kindes überhaupt vollkommen
unmöglich, und müssen daher Mutter und
Kind zugrunde gehen, wenn nicht rechtzeitig
ärztliche Hilfe geleistet werden kann.

230. Fr. **Was hat die Hebamme bei jedem Fehler der Lage,
Haltung oder Stellung zu tun?**

A. Sie muß immer sofort einen Geburtshelfer
herbeirufen und bis zu dessen Ankunft folgendermaßen
verfahren:

Zunächst muß sie dadurch, daß sie die Frau ununter=
brochen im Bett liegen läßt, und jedes vorzeitige Mit=
pressen verhindert, dafür sorgen, daß wenn möglich die
Blase nicht springt, oder bei schon gesprungener
Blase, daß sich die ungünstige Lage oder Stellung nicht
durch Festkeilen verschlechtert.

Bei tiefem Querstand muß sie außerdem die Frau auf
die Seite legen, auf welcher die kleine Fontanelle steht,

bei erstem (Rücken links) tiefem Querstand also auf die linke Seite, und bei Gesichts- oder Stirnlagen muß die Gebärende immer auf die Seite gelegt werden, auf der sich das Kinn (bzw. die Nase) befindet, damit dieses nach vorne rotiert, und ja nicht nach hinten, oder, wenn es schon nach hinten gerichtet ist, allmählich von selbst sich nach vorne dreht, was bei richtiger Lagerung der Frau sehr oft erreicht werden kann.

Erkennung der Kindes-Lagen.

Schädel-Lagen.

231. Fr. **Wie erkennt man die I. Schädellage?**

A. Äußerlich: Die kleinen Kindesteile sind rechts oben, der Steiß links oben im Gebärmuttergrund: Rücken der Frucht nach links, Kopf unten; die Herztöne in der Mitte zwischen Nabel und vorderer Hüftbeinspitze linkerseits.

Innerlich: Kleine Fontanelle links, zuletzt immer mehr nach vorn und unten, die Pfeilnaht anfangs im queren, dann im ersten schrägen, zuletzt im geraden Durchmesser des Beckens. Nach geborenem Kopfe wendet sich das Gesicht dem rechten Schenkel zu; die Kopfgeschwulst befindet sich am hinteren oberen Teile des rechten Scheitelbeines.

232. Fr. **Wie erkennt man die II. Schädellage?**

A. Äußerlich: Der Rücken der Frucht nach rechts, kleine Teile links oben, Steiß rechts oben, Kopf unten, die Herztöne rechterseits unter dem Nabel nahe der Mittellinie.

Innerlich: Kleine Fontanelle rechts; anfangs mehr nach hinten, später mehr nach vorne, zuletzt ganz nach unten und vorn. Nach geborenem Kopfe wendet sich das Gesicht des Kindes dem linken Schenkel der Mutter zu. Kopfgeschwulst auf dem hinteren oberen Teile des linken Scheitelbeines.

Gesichtslagen.

233. Fr. Wie erkennt man die I. Gesichtslage?

A. Äußerlich: Rücken der Frucht nach links, Füße nach rechts oben stark an die Bauchwand gedrängt, Steiß im Gebärmuttergrund, Kopf nach unten und etwas links; Herztöne rechts von der Mittellinie unterhalb des Nabels und besonders laut hörbar.

Innerlich: Stirne nach links, später nach hinten und oben, Kinn nach rechts, später nach vorn und unten. Das sicherste Merkmal ist die große Mundöffnung, darin die Kieferränder und die Zunge. Nach geborenem Kopfe dreht sich das Gesicht nach rechts. Gesichtsgeschwulst auf der rechten Wange und an den Lippen.

234. Fr. Welches sind die Kennzeichen der II. Gesichtslage?

A. Äußerlich: Rücken der Frucht nach rechts, Füße nach links oben, Kopf nach unten und etwas rechts. Herztöne links von der Mittellinie und unterhalb des Nabels und besonders laut hörbar.

Innerlich: Stirne nach rechts, später nach hinten und oben, Kinn nach links, später nach vorn und unten. Nach geborenem Kopfe dreht sich das Gesicht nach links. Gesichtsgeschwulst auf der linken Gesichtshälfte.

235. Fr. Kann eine Gesichtslage ohne Schaden und ohne Hilfe verlaufen?

A. Ja, aber nur wenn sich das Kinn nach vorne dreht.

236. Fr. Wann muß die Hebamme bei Gesichtslage nach dem Arzte schicken?

A. Bei Erstgebärenden immer, aber auch bei Mehrgebärenden, wenn die Geburt irgendwie verzögert wird oder wenn das Kinn sich nicht nach vorn dreht. Unterdessen lagere man die Frau auf die Seite des Kinns.

Beckenendlagen oder Steißlagen.

237. Fr. Welches sind die Kennzeichen der I. Beckenendlage oder der I. Steißlage?

A. Äußerlich: Kopf meist als bewegliche Kugel nach oben rechts, Rücken nach links, Beckenende nach unten; Herztöne in der Höhe des Nabels nahe der Mittellinie.

Innerlich: In der Mitte der After, der als runde Öffnung wohl von dem Munde (Gesichtslage) zu unterscheiden ist, denn der Mund ist eine Querspalte mit Zahnkiefer und Zunge dahinter; kindliche Geschlechtsteile nach hinten und rechts, Steißknochen und die Wirbelsäule nach vorn und links, Abgang von Kindspech ohne Störung des Herzschlages der Frucht.

238. Fr. Welches sind die Kennzeichen der II. Beckenendlage oder der II. Steißlage?

A. Äußerlich: Kopf nach oben links, Rücken nach rechts, Steiß nach unten; Herztöne weit nach außen und rechts in der Höhe des Nabels.

Innerlich: After in der Mitte, die kindlichen Geschlechtsteile nach hinten links, Steißknochen und die Wirbelsäule nach vorn und rechts.

239. Fr. Warum sind die Beckenendlagen nur bedingt günstige Lagen?

A. Weil bei ihnen die spontane Geburt eines lebenden, ausgetragenen Kindes zwar möglich ist, häufig aber das Kind zugrunde geht, wenn nicht rechtzeitige Hilfe geleistet wird, und auch die Mutter mehr gefährdet ist, als bei normalen = Hinterhaupts=Lagen.

240. Fr. Warum ist das Kind bei Becken=Endlagen mehr gefährdet?

A. Das Kind vor allem deshalb, weil bei Beckenendlagen die Nabelschnur neben dem Köpfchen durch das Becken geht und daher von dem Moment an zusammengedrückt werden muß, wo der Kopf des Kindes fest in den Becken=Eingang tritt, d. h. von diesem Augenblick an, bis zur vollständigen Geburt des Kopfes, d. i. hier des ganzen Kindes, ist dem Kind bereits die **Zufuhr von Sauerstoff** aus dem Mutterkuchen (durch die Nabelschnur) mehr oder weniger vollständig **abgeschnürt**, das Kind also ununterbrochen in höchster **Erstickungs=Gefahr**.

Da ein Kind diese Abschnürung nur wenige Minuten aushalten kann, so bleiben also bei Beckenendlagen, wenn das Kind gerettet werden soll, für den ganzen Durchtritt des Kopfes durch das Becken, d. i. für den ganzen Geburts=Mechanismus des Kopfes, mit allen seinen verschiedenen Drehungen, seiner Anpassung an das Becken durch Übereinanderschieben der Kopf=Knochen usw. **nur diese wenigen Minuten Zeit**, während bei Kopflagen, bei denen die Nabelschnur nicht neben dem Kopf liegt, diese Vorgänge stunden=, ja tagelang dauern können, und bei normalen Hinterhaupts=Geburten tatsächlich auch immer einige Stunden dauern, denn: Schon während der Eröffnungs=Periode beginnt wenigstens der Eintritt des Köpfchens, bei Erstgebärenden ist der Kopf sogar schon bei Beginn der Geburt ganz im Becken und jedenfalls steht bei Kopflagen die ganze Zeit der Austritts=Periode, also 1—2 Stunden für den Durchtritts=Mechanismus des Kopfes zur Verfügung.

Aber auch schon vor dem Durchtritt des Kopfes wird das Kind bei Beckenendlagen oft deshalb mehr gefährdet, weil bei diesen häufig die **Fruchtblase vorzeitig springt**, d. h. schon vor vollständiger Eröffnung des Muttermundes, und jedenfalls bei Blasensprung das Fruchtwasser **vollständig abfließt**, während bei Kopflagen (und richtiger Einstellung) nur das „Vor=Wasser" abgeht, die Hauptmasse des Fruchtwassers aber zurückbleibt, weil der Muttermund den Kopf so fest umschließt, nicht aber das Beckenende, daß kein Wasser von oben durch kann.

Infolgedessen fehlt bei Beckenendlagen schon vom Moment des noch dazu oft vorzeitigen Blasensprunges an das Fruchtwasser, durch das ein zu festes Zusammenziehen der Gebärmutter bei jeder Wehe sonst verhindert wird, und daher werden bei **jeder Wehe**, oft schon während der Eröffnungszeit (wenn die Blase vorzeitig gesprungen ist), die durch die Gebärmutter=Wand gehenden **Blut= gefäße der Nachgeburt viel stärker zusammen= gepreßt**. Dem Kinde wird also bei Beckenendlagen meist der **Sauerstoff schon während der Wehen viel mehr abgeschnürt**, so daß es dadurch schon vor Eintritt des Kopfes in das Becken in Erstickungs=Gefahr kommen kann.

Endlich besteht auch noch die Gefahr schwerer Ver= letzungen, wenn die bei Beckenendlagen so häufig nötige Extraktion des Kindes ausgeführt werden muß; vor allem die Gefahr, daß bei der Armlösung ein Ärmchen ge= brochen wird. Aber auch tödliche Verletzungen der Leber, Milz usw. können entstehen, wenn das Kind beim Herausziehen falscherweise um den Leib gefaßt wird.

241. Fr. **Warum ist bei einer Beckenendlage auch die Mutter mehr gefährdet?**

A. Vor allem deshalb, weil bei diesen Lagen viel häufiger Eingriffe (wegen des Kindes) nötig werden, und mit jedem solchen Eingriff die Gefahr einer Ver= letzung der Mutter, besonders aber die einer **Infektion** steigt. Ferner aber auch, weil bei den meisten Becken= Endlagen der Muttermund viel weniger schonend eröffnet wird, infolgedessen an sich schon eher einreißt, und besonders dann, wenn zuletzt noch — wegen Gefährdung des Kindes — der nachfolgende große und harte Kopf mög= lichst rasch durch einen noch ungenügend erweiterten Muttermund durchgezogen werden muß.

242. Fr. **Wie hat sich die Hebamme bei Beckenendlagen zu verhalten?**

A. Vor allem lasse sie den Arzt rufen, verbiete alles

Mitpressen, verzögere den Blasensprung möglichst, ziehe ja nicht an den geborenen Teilen, weil sich dadurch die Arme hinaufschlagen und der Kopf in den Nacken streckt. Wenn der Rumpf geboren und der Arzt noch nicht zur Stelle ist, fühle sie nach, ob die Arme auf der Brust sind, wenn nicht, dann löse sie zuerst mit der gleichnamigen Hand vom Rücken des Kindes her den hinteren Arm, dessen Schulter näher dem Kreuzbein der Mutter gelegen ist, drehe dann den Rumpf nach der anderen Seite und löse mit gleichnamiger Hand den anderen Arm, gehe hierauf in den Mund des Kindes ein, hole das Kinn herunter, lege das Kind rittlings auf den Unterarm, lege dann Zeige= und Mittelfinger der anderen Hand gabelförmig um den Nacken und hebe den Körper des Kindes in großem Bogen langsam nach aufwärts. Diese Hilfeleistung wird am besten auf dem Querbette ausgeführt oder wenigstens unter Lagerung eines Polsters unter den Steiß.

Steht der Nacken des Kindes noch so hoch, daß die Hand ihn nicht erfassen kann, so soll man statt dessen mit der „äußeren" Hand einen festen Druck auf den Kopf des Kindes bzw. auf den Gebärmutter=Grund ausüben. Vorher muß aber die „innere" Hand, d. i. die, deren Finger in den Mund des Kindes eingeführt ist, mit diesem Finger den Kopf so drehen, wie es die Becken=Ebene erfordert, in der er steht, d. h. befindet sich das Köpfchen noch über oder in dem Eingang des Beckens, dann muß das Kinn seitlich, der Kopf also quer gestellt werden; in Becken=Weite dagegen schräg, und in der Becken=Enge bzw. im Ausgang muß das Kinn nach hinten, der Kopf also in den geraden Durchmesser gestellt werden.

243. Fr. **Warum ist die Erweiterung des Muttermundes bei Beckenendlagen weniger günstig?**

A. Vor allem, weil das, was die Erweiterung des Muttermundes weitaus am besten und schonendsten be=

wirken kann, die Fruchtblase, aus den obengenannten Gründen (S. 114, Fr. 240) bei Becken=Endlagen oft schon **vorzeitig springt.**

Ferner, weil bei diesen **nicht der größte und härteste Kindes=Teil, der Kopf, vorangeht.** Nur bei einer Beckenendlage, nämlich bei der „**gedoppelten Steiß= Fußlage**" haben die vorangehenden Kindesteile: Hüften, beide Oberschenkel und beide Unterschenkel, weil sie **nebeneinander** liegen, zusammen ungefähr den gleichen Umfang (ca. 32 cm) wie das Köpfchen, sind aber nicht ebenso hart, sowie weniger gleichmäßig.

Sobald aber einer (bei der „**einfachen** Steiß=Fußlage") oder beide Füße (bei der „**Steiß=Lage**") „**hinauf= geschlagen**" sind, oder ein Fuß (bei der „einfachen Fuß=Lage") bzw. beide Füße (bei der „gedoppelten Fußlage") heruntergeschlagen sind, dann vermindert sich der Umfang des dem größten Kindesteil = dem Kopf, vorangehenden Teiles um so viel Teile, als hinauf= oder heruntergeschlagen sind, und um so viel weniger gut wird der Muttermund für den Durchgang des nach= folgenden Kopfes vorbereitet.

Endlich ist auch noch der mütterliche Damm bei Becken= endlagen mehr in Gefahr einzureißen, weil der nach= folgende und meist notwendigerweise (wegen der Nabel= schnur=Kompression) sehr schnell durchgezogene Kopf den Damm auch viel weniger schonend dehnt, als dies der vorangehende Kopf während der Wehen tun kann.

244. Fr. **Wie lange darf man bei Beckenendlagen mit der operativen Extraktion des Kindes warten, bzw. wann muß die Hebamme eingreifen und das Kind herausziehen?**

A. Wenn bei einer Beckenendlage der Steiß des Kindes geboren ist, also der Nabel im Scheiden= Eingang steht, so darf — aber soll auch — nur noch die einzige nächste Wehe abgewartet werden und, wenn nicht durch diese schon der Kopf, also das ganze Kind geboren wird, so muß es alsbald künstlich herausgezogen werden, denn:

In dem Augenblick, wo der Nabel im Scheiden-Eingang erscheint, tritt oben das Köpfchen fest in den Becken-Eingang, komprimiert die neben ihm zum Mutterkuchen gehende Nabelschnur und bringt dadurch das Kind in höchste Erstickungsgefahr!

245. Fr. **Warum darf man nicht schon vorher extrahieren, etwa schon, wenn erst der Steiß im Scheiden-Eingang steht, aber noch nicht geboren ist?**

A. Zunächst, weil man nie ohne einen ganz bestimmten Grund eingreifen soll, und in diesem Moment noch kein solcher Grund vorliegt, da ja in diesem Zeitpunkt der Kopf noch nicht ins Becken eingetreten, also auch noch nicht die Nabelschnur komprimiert ist.

Vor allem aber, weil sich vorher noch die Ellbogen der über der Brust gekreuzten Ärmchen über dem Becken-Eingang befinden und letztere daher durch zu frühes Ziehen hinaufgeschlagen werden können (vergl. Fr. 228c), was nicht mehr zu befürchten ist, wenn der Steiß geboren ist.

Fuß- und Knielagen.

246. Fr. **Was versteht man unter unvollkommenen und vollkommenen Fußlagen?**

A. Bei den unvollkommenen Fußlagen ist nur ein Fuß, bei den vollkommenen Fußlagen sind beide Füße heruntergetreten.

247. Fr. **Welches sind die Kennzeichen der Fuß- und Knielagen?**

A. Äußerlich: Dieselben wie bei den Steißlagen. Innerlich: Ein oder zwei Füße oder Knie unterhalb des Steißes, bei der ersten Fußstellung Ferse nach links, bei der zweiten Fußstellung Ferse nach rechts.

Schieflagen.

**248. Fr. Welche Stellungen unterscheiden wir bei Schief=
lagen?**

A. Entweder ist der Kopf nach links = 1. Schieflage oder nach rechts = 2. Schieflage. Ist dabei der Rücken nach vorn und Bauch nach hinten gerichtet, so ist dies die erste Unterart, ist der Rücken nach hinten und der Bauch nach vorne gerichtet, so nennt man dies die zweite Unterart.

249. Fr. Wieviel Stellungen sind bei Schieflagen möglich?

A. Vier Stellungen: bei 1. Schieflage 1. Unterart und bei 2. Schieflage 2. Unterart liegt die rechte Seite des Kindes nach unten, bei 1. Schieflage 2. Unterart und 2. Schieflage 1. Unterart dagegen liegt die linke Seite des Kindes nach unten.

250. Fr. Welches sind die Kennzeichen der Schieflagen?

A. Der Unterleib und die Gebärmutter sind mehr in die Breite ausgedehnt, meist in schräger Richtung mit zwei größeren seitlichen Hervorragungen; der Kopf der Frucht ist in einer Seite des Unterleibes äußerlich durch=
zufühlen, in der entgegengesetzten Seite der Steiß. Der Beckeneingang läßt sich mittels des 4. Griffes ganz leer fühlen.

Innerlich läßt sich in der letzten Zeit der Schwanger=
schaft, ja häufig bis zum Blasensprunge kein vorliegender Fruchtteil erreichen oder man fühlt hoch oberhalb des Beckeneinganges kleine, nicht bestimmbare Teile; erst nach dem Blasensprunge erkennt man die vorliegende Schulter an dem Schulterblatte und dem Schlüsselbeine, den Rippen, der Achselhöhle und dem Arme (Ellbogen).

251. Fr. Woran erkennt man, ob es sich um eine erste (=Kopf links) oder eine zweite (=Kopf rechts) Schieflage handelt?

A. Bei der äußerlichen Untersuchung daran, auf welcher Seite sich der Kopf des Kindes befindet.

Bei der innerlichen Untersuchung daran, nach welcher Seite sich die Achsel=Höhle „schließt".

252. Fr. **Woran erkennt man, ob bei einer Schieflage der Rücken vorne oder hinten ist, ob es sich also um die erste, oder die zweite Unter=Art handelt?**

A. Das kann nur durch die innere Untersuchung festgestellt werden, aber: Solange die Fruchtblase noch steht, soll die Hebamme ja nicht nur zur Feststellung dieses Unterschiedes die innere Untersuchung ausdehnen, und dadurch die Gefahr erhöhen, daß sie die Frucht=Blase vorzeitig sprengt.

Wenn aber die Fruchtblase bereits gesprungen und ein Händchen des Kindes in der Scheide fühlbar, oder gar vor der Scheide sichtbar ist, dann läßt sich an diesem die Unter=Art erkennen.

253. Fr. **Woran erkennt man, ob ein vorgefallenes Händchen das rechte oder das linke ist?**

A. Wenn man ein solches Händchen so dreht, daß die Hand=Fläche nach oben gekehrt ist, dann zeigt der Daumen: Nach links, wenn es das linke Händchen ist, und nach rechts, wenn das rechte Händchen das vorliegende ist.

254. Fr. **Wie erkennt man die Unterart mit Hilfe eines vorgefallenen Händchens?**

A. An dem Händchen allein kann man die Unterart allerdings nicht erkennen, wohl aber, wenn man vorher nach Fr. 253 festgestellt hat, wo sich der Kopf befindet, d. h. ob es sich um eine erste oder eine zweite Schieflage handelt, denn:

255 Fr. **Bei welchen Schieflagen kann das linke Händchen vorfallen?**

A. Bei ersten Schieflagen, also bei links liegendem

Kopf, nur, wenn der Rücken nach hinten gerichtet ist, d. h. nur bei I. Schieflage 2. Unterart, und:

Bei zweiter Schieflage, also bei rechts liegendem Kopf, nur, wenn der Rücken nach vorne gerichtet ist, d. h. nur bei II. Schieflage 1. Unterart.

256. Fr. **Bei welchen Schieflagen kann das rechte Händchen vorfallen?**

A. Bei ersten Schieflagen, nur wenn der Rücken nach vorne gerichtet ist, also nur bei I. Schieflagen 1. Unterart.

Bei zweiten Schieflagen, nur wenn der Rücken nach hinten gerichtet ist, also nur bei II. Schieflagen 2. Unterart.

257. Fr. **Wie verhält sich die Hebamme bei Schieflagen?**

A. Vor allem lasse sie, womöglich immer vor dem Blasensprunge, also so bald als möglich den Arzt holen und suche den Blasensprung durch passende Seitenlagerung der Frau und Verbot des Mitpressens hinauszuschieben, mache gleich im Anfange unter günstigen Bedingungen, d. h. solange das Kind noch leicht beweglich oberhalb des Beckens liegt und die Fruchtblase noch steht, den Versuche einer äußeren Wendung dadurch, daß sie den Kopf nach unten, den Steiß nach oben drängt, die Frau auf die Seite lagert, in der sich der Kopf befand, und den nach unten gebrachten Kopf während der nächsten Wehenpausen und Wehen mittels untergeschobenen Polstern und Leibbinden festhält.

Natürliche Entwicklung und natürliche Wendung des Kindes ist nur zu erwarten, wenn das Kind noch nicht 7 Monate alt oder klein und abgestorben (mazeriert) und das Becken weit ist. Dann kann ein Kind: Entweder „mit gedoppeltem Körper" geboren werden, oder durch „Selbst=Entwicklung", aber auch darauf darf man keineswegs mit Sicherheit rechnen.

Ursachen der unregelmäßigen Lagen.

258. Fr. **Welches sind die häufigsten Ursachen der unregelmäßigen Lagen?**

A. Ungewöhnlich breite und schiefe Gestalt oder sonstige Mißgestalt der Gebärmutter, Schlaffheit der Gebärmutter und Bauchwände, beträchtliche Ausdehnung der Gebärmutter durch Fruchtwasser, schiefe Lage der Gebärmutter, beträchtlicher Hängebauch, unregelmäßige Zusammenziehungen der Gebärmutter, enges Becken, lebhafte Bewegungen der Frucht, Tod der Frucht.

Kindeslagen bei mehrfacher Schwangerschaft und Geburt.

259. Fr. **Wie liegen die Früchte bei mehrfacher Schwangerschaft?**

A. Meist beide in Kopflage, fast ebenso häufig, das eine in Kopflage, das andere in Beckenend- und Fußlage oder Schieflage, selten beide in Beckenend- oder Fußlage.

Kennzeichen der Zwillingsschwangerschaft.

260. Fr. **Läßt sich die Zwillingsschwangerschaft deutlich erkennen?**

A. Nur wenn die Kinder neben- oder übereinander, nicht aber, wenn sie hintereinander liegen; sichere Kennzeichen sind das Fühlen von zwei Köpfen oder von 3 großen Teilen, die nicht einem Kinde angehören können, oder von zahlreichen kleinen Teilen an verschiedenen Stellen des Leibes zugleich; endlich zweierlei Herztöne, welche von verschiedenem Takte sind und durch einen lautlosen Zwischenraum getrennt sind.

Nachteile der Mehrlings-Schwangerschaft.

261. Fr. **Warum sind Mehrlings-Schwangerschaften nicht wünschenswert?**

A. 1. Für die Mutter nicht, weil:
   Schon während der Schwangerschaft, infolge der viel stärkeren Ausdehnung des Leibes,

alle Beschwerden erheblich größer sein können. Während der **Geburt**, ebenfalls infolge der stärkeren Ausdehnung des Leibes häufiger vorzeitiger Blasensprung, ungünstige Kindeslagen, sekundäre Wehenschwäche und vor allem Blutungen in der Nachgeburts=Periode entstehen, und infolgedessen auch viel öfters Eingriffe nötig werden, durch die Gefahren entstehen, und: Im **Wochenbett** daher auch leichter Fieber eintritt, außerdem die Rückbildung der durch eine Mehrlings=Schwangerschaft viel stärker veränderten Organe länger dauert, leichter Störungen erleidet, und auch das Stillen mehrerer Kinder eine Frau viel mehr anstrengt.

2. Für die Kinder sind Mehrlings=Schwangerschaften nicht günstig, weil:

Bei ihnen schon während der Schwangerschaft häufiger Frühgeburt eintritt, oder ungleichmäßige, für eines der Kinder ungenügende Entwicklung.

Während der Geburt häufiger falsche Lagen, vorzeitiger Blasensprung und andere Störungen auftreten, durch die auch die Kinder mehr gefährdet werden.

Endlich weil Mehrlinge oft schon an sich weniger kräftig sind und daher auch nach der Geburt leichter erkranken oder durch weniger günstige Stillverhältnisse in der Entwicklung zurückbleiben.

262. Fr. **Kann der Unterschied in der Entwicklung bei Mehrlingen ein sehr erheblicher sein und wodurch entsteht er?**

A. Ja, denn von lebenden Zwillingen kann z. B. das eine 4000 g, das andere dagegen nur 2000 g wiegen, also nur halb so schwer sein, und: Wenn eines der

Kinder schon im Mutterleibe abgestorben ist, dann kann neben einem sehr großen, kräftigem Kinde noch ein totes Kind geboren werden, das wie eine Pappendeckel=Puppe ganz flach zusammengedrückt ist.

Ein solcher beträchtlicher Unterschied in der Entwicklung bei Zwillingen entsteht aber nicht etwa dadurch, daß das schwächer entwickelte Kind später empfangen ist, denn das ist unmöglich, sondern nur:

Dadurch, daß vom Mutterkuchen des stärker entwickelten Kindes Blutgefäße in den des schwächeren hinüberge=wachsen sind, und durch diese dann dem schwächeren Kind ein Teil seiner Nahrung entzogen wurde.

263. Fr. **Wie können sich bei Zwillingen Mutterkuchen, Eihäute und Nabelschnüre verhalten?**

A. Es können zwei **vollständig voneinander ge=trennte Mutterkuchen** an verschiedenen Stellen der Gebärmutter sitzen,

oder zwei dicht nebeneinander sitzende, und daher scheinbar einen einzigen bildenden Mutter=Kuchen,

oder nur ein einziger, beiden Zwillingen **gemein=samer Kuchen**.

An **Eihäuten** können vorhanden sein:

Wenn eine mißbildete, sog. **doppelte Gebärmutter** vorhanden ist, dann könnten einmal — wenigstens theoretisch — sämtliche Eihäute doppelt sein, nämlich auch das äußere Blatt der Sieb=Haut.

Bei einfacher Gebärmutter muß jedoch dieses äußere Blatt der Siebhaut immer gemeinsam sein, da es ja die Schleimhaut=Auskleidung der Gebärmutterhöhle ist. Die inneren Siebhaut=Blätter können dagegen getrennt sein, wenn sich die beiden Eier an verschiedenen Stellen der Gebärmutterwand einbetten, und zwei Mutter=kuchen bilden, weil dann jedes Ei seine eigene innere Siebhaut vor sich her stülpt. Meist aber ist auch das innere Siebhautblatt **nur einfach**.

Die Lederhaut muß dagegen immer getrennt sein, sobald es Zwillinge sind, die sich aus zwei verschiedenen Eiern entwickelt haben, also immer bei sog. „zwei=eiigen" Zwillingen.

Umgekehrt ist bei „ein=eiigen" Zwillingen, die sich aus doppelter Keim=Anlage eines Eies entwickeln, die Leder=haut stets gemeinsam, und:

In den seltenen Fällen, in denen aus einer Keim=anlage Zwillinge entstehen, kann auch die Wasser=Haut gemeinsam sein, in der Regel jedoch ist diese doppelt.

Die Nabelschnüre endlich sind bei nicht mißbildeten Früchten immer mehrfach, d. h. jedes Kind hat seine getrennte Nabelschnur.

Vorliegen und Vorfall von Arm und Fuß.

264. Fr. **Was versteht man unter Vorliegen und Vorfallen von Arm und Fuß?**

A. Beim Vorliegen sind Arm und Fuß bei stehender Blase, also vor dem Blasensprung, neben dem vor=liegenden Teile (Kopf, Steiß, Schultern ɪc.) zu fühlen; bei Vorfall sind Arm oder Fuß nach dem Blasen=sprunge aus dem Muttermunde unter den vorliegenden Teil (Kopf, Steiß, Schultern ɪc.) herabgefallen bis in die Scheide oder bis vor die äußeren Geschlechtsteile.

265. Fr. **Was hat die Hebamme bei Vorliegen und Vorfall von Arm und Fuß bei Kopflage zu tun?**

A. Bei Vorliegen des Armes oder Fußes muß die Hebamme sorgen, daß diese Teile nicht vorfallen, dadurch daß sie den Blasensprung möglichst lange hinaus=schiebt und die Frau eine ruhige Lage, und zwar auf der dem vorgefallenen Teile entgegengesetzten Seite, einnehmen läßt.

Bei Vorfall des Armes suche sie denselben, ohne daß derselbe verunreinigt wird, während der nächsten Wehen zurückzuhalten, oder in der Wehenpause zurück=

zubringen. Ist der Arm in der linken Seite vorgefallen, so bringt sie ihn mit der rechten Hand zurück und umgekehrt.

Bei Vorfall des Fußes muß immer der Arzt gerufen werden.

Zeichen der Lebensgefahr des Kindes während der Geburt.

266. Fr. **Welche Kennzeichen gibt es dafür, daß das Leben des Kindes während der Geburt in Gefahr ist?**

A. Die Herztöne werden immer langsamer (dauernd unter 100 in einer Wehenpause), oder auch ungewöhnlich beschleunigt (über 160). Die erreichbare oder vorgefallene Nabelschnur zeigt nur mehr schwaches Klopfen in den Schlagadern, die Kindesgeschwulst an dem vorliegenden Kindesteile ist sehr beträchtlich, Kindspech geht ab (bei Kopf- und Schießlagen), das Nabelschnurgeräusch ist laut, die Kindesbewegungen werden schwächer und undeutlich oder auch ganz ungewöhnlich stark.

Nur bei Becken-Endlagen ist Abgang von Kindspech kein Zeichen der Gefährdung, weil er bei solchen allein schon dadurch bewirkt werden kann, daß z. B. bei einer inneren Untersuchung ein leichter Druck auf den Leib des Kindes ausgeübt wird. Auch kann bei Beckenend-Lagen durch den Abgang von Kindspech keine neue Gefahr für das Kind entstehen, im Gegensatz zu allen Kopf-Lagen.

267. Fr. **Wann müssen und dürfen nur die kindlichen Herztöne kontrolliert werden?**

A. **Nur während einer Wehen-Pause**, weil während der Wehe, infolge des Druckes der zusammengezogenen Gebärmutter auf die zum Mutterkuchen führenden Blutgefäße, die Herztöne auch ohne Gefahr für das Kind verändert sein können.

268. Fr. **Warum ist Abgang von Kindspech bei allen Kopf=Lagen ein Zeichen von bereits bestehender Gefährdung des Kindes und gleichzeitig eine neue Gefahr für das Kind?**

A. Weil bei Kopf=Lagen Kindspech=Abgang nur dadurch entstehen kann, daß infolge gehemmter Sauerstoff=Zufuhr sich im Körper des Kindes zu viel Kohlensäure anhäuft, die teils direkt den Darm zu Bewegungen anregt, teils das Atmungs=Zentrum im Gehirn anreizt, und: Sobald das Kind eine Atmungs=Bewegung macht, d. i. ein einzigesmal schon im Mutterleibe atmet, dehnen sich die Lungen aus und drücken das Zwerchfell in die Bauchhöhle hinein, wodurch auch sofort „von innen her" ein Druck auf die Därme entsteht, der zum Abgang von Kindspech führt.

Die neue Gefahr, die damit für das Kind entsteht, ergibt sich daraus, daß bei Kopflagen durch das so abgegangene Kindspech das Fruchtwasser verunreinigt wird, das sich noch um den Kopf des Kindes herum befindet, denn:

Wenn dann das Kind noch weitere Atmungs=Bewegungen machen muß, so atmet es dabei auch Kindspech=haltiges Fruchtwasser ein, und gerät dadurch in die Gefahr, auch wenn es lebend geboren wird, noch nach einigen Tagen an einer durch das eingeatmete Kindspech entstandenen Lungen=Entzündung zugrunde gehen.

Zeichen des Todes der Frucht während der Geburt.

269. Fr. **Welche Kennzeichen gibt es für den Eintritt des Todes der Frucht während der Geburt?**

A. a) Die Herztöne und das Nabelschnurgeräusch werden nicht mehr gehört;

b) die Kindesbewegungen sind ausgeblieben und nicht mehr wahrzunehmen;

c) die Geschwulst an dem vorliegenden Fruchtteile nimmt allmählich zu und fühlt sich schlaff und welk an;

d) das Klopfen an der vorgefallenen Nabelschnur ist nicht mehr zu fühlen;

e) der After steht bei vorliegendem Steiße ungewöhnlich weit offen;

f) es zeigen sich bereits Zeichen eingetretener Frucht=Erweichung oder Fäulnis: ungewöhnliche Beweglichkeit der Schädelknochen, schlaffes sackförmiges Herabhängen der Kopfhaut, Abschälen der Kopf= oder Körperhaut, Fäulnisgeruch.

Unregelmäßigkeiten der übrigen Eiteile.

270. Fr. **Kann die Geburt auch durch abnormes Verhalten der übrigen Eiteile, regelwidrig werden und in= wieferne?**

A. Die Eihäute können zu dick oder zu dünn sein und infolgedessen gar nicht oder zu früh zerreißen.

Die Nabelschnur kann zu kurz oder zu lang, zu dick oder zu dünn oder um Kindesteile herumgeschlungen sein oder sog. „Knoten" haben oder vorliegen bzw. vorfallen.

Es gibt sogen. „wahre" Knoten der Nabelschnur, die durch Durchschlüpfen der Frucht, meist bei sehr langer Nabelschnur entstehen, und sog. „falsche" Knoten, die durch Anhäufung von Sulze oder krampfaderartige Er=weiterung der Nabelschnurgefäße zustande kommen.

Durch eine zu große Menge Fruchtwasser kann die Gebärmutter stark ausgedehnt sein, und dadurch kann Wehenschwäche (besonders auch in der Nachgeburtszeit) erzeugt und die Einstellung des vorliegenden Teiles ver=zögert oder eine falsche Lage oder Haltung des Kindes oder vorzeitiger Blasensprung bewirkt werden.

271. Fr. **Wie schadet eine zu kurze Nabelschnur, und was muß die Hebamme in einem solchen Falle tun?**

A. Wenn die Nabelschnur zu kurz ist, so hindert sie zunächst das Tiefertreten des Kindes in der Austreibungs=Periode,

Dann kommt es entweder zu einem Stillstand der Geburt, durch den allmählich sekundäre Wehenschwäche eintritt, weil sich die Gebärende ganz ohne Erfolg abmüht, oder das Kind kommt in Gefahr, weil es zu lange immer wieder einer Abschnürung seiner Sauerstoff=Zufuhr im Mutterkuchen ausgesetzt wird, nämlich bei jeder der hier ganz erfolglosen Wehen.

Oder es kommt zu einer vorzeitigen Loslösung des Mutterkuchens von der Gebärmutterwand und damit zu einer sofortigen und sehr großen Verblutungs=Gefahr für Mutter und Kind.

Die Hebamme soll daher sofort für möglichst schnelle ärztliche Hilfe sorgen, wenn sie annehmen muß, daß die Nabelschnur zu kurz ist,

Das muß sie besonders dann annehmen, wenn der bei jeder Wehe ganz normal tiefertretende und sichtbar werdende Kopf in den Wehenpausen immer wieder auf=fallend stark zurückweicht, statt allmählich mehr und dauernd sichtbar zu werden.

272. Fr. **Was versteht man unter Vorliegen und Vorfall der Nabelschnur?**

A. Unter Vorliegen der Nabelschnur versteht man den Zustand, in welchem die Nabelschnur neben dem vorliegenden Kindesteile (Kopf, Steiß 2c.) bei stehender Blase zu fühlen ist.

Bei Vorfall der Nabelschnur ist diese nach dem Blasen=sprunge unter den vorliegenden großen Kindsteil (Kopf, Steiß 2c.) und aus dem Muttermunde oder bis vor die äußeren Geschlechtsteile heruntergetreten.

Eine vorliegende Nabelschnur kann also beim Blasensprung leicht zu einer vorgefallenen werden.

273. Fr. **Wodurch entsteht Vorfall der Nabelschnur?**

A. Ein Vorfall der Nabelschnur wird veranlaßt durch künstliches Sprengen der Blase, Absturz des Fruchtwassers bei aufrechter Stellung der Gebärenden, durch sehr große Mengen des Fruchtwassers, zu große Länge der Nabelschnur, hohen Stand des Kopfes, durch Fuß= und Schieflagen, verengtes Becken 2c.

274. Fr. **Was hat die Hebamme beim Vorliegen der Nabel= schnur zu tun?**

A. Beim Vorliegen der Nabelschnur suche die Heb= amme vor allem die Blase ungerissen zu halten bis zur Ankunft des Arztes und die Gebärende auf der Seite liegen zu lassen, in welcher die Nabelschnur nicht liegt, oder auch auf dem Rücken mit sehr hoch erhobenem Steiße.

275. Fr. **Was hat die Hebamme beim Vorfallen der Nabel= schnur zu tun?**

A. Bei Vorfall der Nabelschnur läßt die Hebamme sofort den Arzt holen und hüllt indessen, wenn es nicht gelingt die vorgefallene Schlinge in die Scheide zurück zu bringen bzw. in ihr zurückzuhalten, die Nabelschnur in ein reines, warmes Tuch ein; bei ganz tiefstehen= dem Kopfe sucht man durch Reiben der Gebärmutter von außen oder Aufforderung zu kräftigem Mitpressen, entsprechende Lagerung der Kreißenden wirksamere Wehen hervorzurufen und dadurch die Geburt zu beschleunigen.

276. Fr. **Was hat die Hebamme bei Umschlingung, zu großer Kürze oder abgerissener Nabelschnur zu tun?**

A. Bei Umschlingung der Nabelschnur um den Hals hat man nach der Geburt des Kopfes diese zu lockern oder bei fester Umschlingung zu durchschneiden, die beiden durchschnittenen Enden zuzudrücken und den Rumpf an der hinten gelegenen Schulter hervorzuziehen.

Bei zu großer Kürze der Nabelschnur schneidet man sie am besten ab, nachdem das Kind bis zum Nabel geboren ist.

Bei am Nabel abgerissener Nabelschnur könnte sich das Kind möglicherweise aus dem Nabel verbluten, daher ist Stillung der Blutung durch Druck und Verband angezeigt, bis der Arzt kommt.

277. Fr. **Welche Ursachen und Nachteile hat der frühzeitige Blasensprung?**

A. Frühzeitiger Abfluß des Fruchtwassers, wie er häufiger bei Erst- als bei Mehrgebärenden und besonders bei dünner und brüchiger Fruchtblase, bei viel Fruchtwasser, bei unregelmäßiger Kindeslage, bei engem Becken 2c. vorkommt, führt häufig zur Verzögerung der Eröffnungsperiode, zu Vorfall der Nabelschnur und zu Unregelmäßigkeiten der Wehen, besonders zu Krampfwehen, welche dann die Geburt verzögern und zur Gefährdung von Mutter und Kind führen können. Vor dem Blasensprung ist in der Regel weder Mutter noch Kind in Gefahr. Je länger die Geburt dauert nach dem Blasensprung, desto größer ist die Gefahr für Mutter und Kind.

278. Fr. **Wann darf und soll die Hebamme die Blase sprengen?**

A. a) Wenn bei tiefstehendem Kopfe die Blase an den äußeren Geschlechtsteilen sichtbar wird;

b) wenn bei viel Fruchtwasser und Kopflage, regelmäßigem Becken und vollständig erweitertem Muttermunde die Wehen aufhören;

c) wenn nach Ausführung der äußeren Wendung und vollständig eröffnetem Muttermunde der Kopf nur durch den Blasensprung auf dem Becken festgehalten werden kann; hier muß während des Blasensprengens der Kopf durch die außen ihn umfassende Hand auf dem Becken dauernd festgehalten werden;

d) bei Blutung durch den vorliegenden Mutterkuchen, wenn Kopflage vorhanden und der Muttermund etwa fünfmarkstück= groß ist.

279. Fr. **Wodurch kann der Mutterkuchen zu Regelwidrig= keiten Veranlassung geben?**

A. Durch unregelmäßigen Sitz (vorliegenden Mutterkuchen) oder durch die schon S. 88, Fr. 188 er= wähnten „Neben=Mutterkuchen" oder durch vor= zeitige und regelwidrige Lostrennung des Mutterkuchens. Bei vorliegendem Mutterkuchen besteht von Anfang der Geburt an (manchmal schon in der Schwangerschaft) mehr oder minder starke Blutung und man fühlt in dem geöffneten Muttermund den Mutter= kuchen als schwammigen Körper.

280. Fr. **Was hat die Hebamme bei unregelmäßigem Sitz und regelwidriger Lostrennung des Mutterkuchens zu tun?**

A. Sofort den Arzt rufen lassen! — Bis zu dessen Ankunft ist ruhiges Verhalten der Gebärenden zu veranlassen und bei ebenfalls überhandnehmender und gefahrdrohender Blutung die Scheide auszustopfen; bei vorliegendem Kopfe und mindestens fünfmarkstückgroßem Muttermunde ist die Blase zu sprengen.

Wenn die Blutung steht, hüte sich die Heb= amme zu untersuchen.

281. Fr. **Wie wird die Ausstopfung der Scheide am zweck= mäßigsten ausgeführt?**

A. Durch festes Einstopfen von Jodoformgaze= streifen oder geeigneten Tampons unter Leitung von 2 Fingern. Diese Jodoformgazestreifen oder Tampons müssen vollkommen rein, keimfrei und luftdicht verpackt sein; sie sind erst unmittelbar vor dem Gebrauche der Umhüllung zu entnehmen und dürfen nur dann angewendet werden, wenn die Umhüllung noch unversehrt ist. Selbstverständlich muß eine gründliche Reinigung und Desinfektion beider Hände der Hebamme, sowie der äußeren Geschlechtsteile der Gebärenden vorausgehen (Fr. 156 u. 157). Dieses Verfahren muß bei notwendiger Wiederholung der Ausstopfung gleichfalls sorgfältig wiederholt werden.

Bei jedem Ausstopfen der Scheide dürfen die ersten Tampons nicht vor den Muttermund gelegt werden, sondern müssen mit den Fingern möglichst weit nach hinten und oben in das hintere Scheiden=Gewölbe geschoben werden, so lange und so viele, bis dieses ganz entfaltet und fest ausgestopft ist, und:
Auch dann kommen die nächst zu legenden Tampons noch nicht vor den Muttermund, sondern werden nach vorne und oben in das vordere Scheiden=Gewölbe gedrückt, also in den Raum vor dem Scheidenteil. Erst wenn auch dieser Raum entfaltet und fest austamponiert ist, legt man die letzten Tampons — meist noch 2—3 Stück — direkt vor den Muttermund, und zwar so viele, bis keiner mehr in der Scheide (bei gespreizten Beinen) Platz hat.
Zuletzt läßt man die Beine fest aneinander legen, steckt zwischen die Oberschenkel, dicht am Scheiden=Eingang, noch einen möglichst großen Watte=Bausch und bindet mit einem genügend langen Handtuch die Beine der Frau so oberhalb der Knie zusammen, daß sie nicht mehr voneinander entfernt werden können.

Verfährt man nicht so, sondern legt man nur einige Tampons gleich vor den Muttermund, dann rutschen diese alsbald nach oben in das leer gebliebene Scheiden=Gewölbe, und aus dem Muttermund blutet es weiter. Ebenso steht die Blutung nicht sicher, wenn man richtig tamponiert hat, aber nicht auch dafür sorgt, daß die

Oberschenkel fest und dauernd geschlossen bleiben, denn: Dann wird bei den Wehen oder durch das Pressen der Frau alsbald ein Teil der Tamponade wieder ausgestoßen werden.

282. Fr. **In welchen Fällen darf die Hebamme die Ausstopfung der Scheide überhaupt vornehmen und in welchen nicht?**

A. Die Ausstopfung der Scheide darf die Hebamme bei jeder, während der Schwangerschaft und Geburt eintretenden, heftigeren und gefahrdrohenden Blutung, welche mit wachsbleicher Hautfarbe, Beklommenheit, Angst, Schwindel, Sausen und Klingen in den Ohren, Übligkeit und Erbrechen, Ohnmacht 2c. einhergeht, unter den vorschriftsmäßigen Vorsichtsmaßregeln vornehmen, wenn der bei jeder größeren Blutung immer herbeizurufende Arzt nicht augenblicklich zur Stelle ist oder sein kann.

Dagegen darf die Ausstopfung der Scheide nach der Ausstoßung des Kindes nie vorgenommen werden.

283. Fr. **Wodurch können außer regelwidriger Beschaffenheit der mütterlichen Teile und der Frucht mit den übrigen Eiteilen noch andere Regelwidrigkeiten der Geburt entstehen?**

A. Durch Verletzungen, Blutungen und Erkrankungen der Gebärenden.

Unregelmäßigkeiten durch Verletzungen.

284. Fr. **Worin können die Verletzungen der äußeren oder inneren Geschlechtsteile bestehen?**

A. a) In Verletzungen der Gebärmutter, besonders des Muttermundes und Mutterhalses bei vor- oder frühzeitigem Blasensprunge;

b) in Zerreißung der Gebärmutter bei starker Verdünnung des Mutterhalses, bei ungewöhnlich großen Früchten, namentlich bei Wasserkopf, bei engem Becken, verschleppten Schieflagen der Frucht oder durch schwere geburtshilfliche Operationen;

c) in Verletzungen der Scheide, welche entweder allein oder mit der Gebärmutter oder mit dem Damm zusammen in starker Ausdehnung zerreißen kann;

d) in Verletzungen der Schamlippen und des Dammes beim Durchschneiden des Kopfes durch eine enge, unnachgiebige Schamspalte bei großem Kopf, fehlerhafter Stellung desselben, breiten Schultern der Kinder oder fehlerhafter Ausführung des Dammschutzes;

e) in Verletzungen infolge von Schwangerschaft außerhalb der Gebärmutter, wobei das befruchtete Ei nicht die Gebärmutterhöhle, sondern nur den Eierstock, den Eileiter oder die Bauchhöhle erreicht hat.

285. Fr. **Was kann die Hebamme bei Verletzungen der inneren oder äußeren Geschlechtsteile tun?**

A. Sie lasse stets den Arzt holen und suche zugängliche Blutungen zu stillen in der Weise, die angegeben ist in den Fr. 195 (S. 91), Fr. 280 und 281 (S. 132) und Fr. 295 und 296 (S. 139).

Unregelmäßigkeiten durch Blutungen.

286. Fr. **Welcherlei Blutungen unterscheidet man bei Schwangeren und Gebärenden?**

A. Äußere Blutungen, bei welchen das Blut entweder in stärkerem Schusse oder ununterbrochen rieselnd nach außen abfließt und innere Blutungen, bei welchen das Blut in eine der Höhlen des Körpers, z. B. in die Bauchhöhle oder in die Gebärmutterhöhle oder unter die Haut

oder Schleimhaut (Blutgeschwulst der äußeren Geschlechts=
teile und der Scheide) ergossen wird.

287. Fr. **Wann können bei Schwangeren oder Gebärenden Blutungen eintreten?**

A. Vor, während und nach der Geburt, also zu jeder Zeit einer Schwangerschaft, einer Geburt oder eines Wochenbettes.

288. Fr. **Welche Erscheinungen macht eine bedeutende Blutung im Allgemeinbefinden und was kann die Hebamme dabei tun?**

A. Es stellt sich auffallende Blässe, dann ein Gefühl von Müdigkeit, Beklommenheit, große Angst und Atem=
not ein, die Frau wird schwindelig, gähnt häufig, be=
kommt Ohrensausen und =klingen, manchmal Übelkeit und Erbrechen, kleinen und raschen Puls, verliert das Bewußtsein und wird ohnmächtig. Die Frau kann sich wieder erholen oder auch sofort oder bei Wiederholung der Blutung sterben. Die Hebamme hat in einem solchen Falle sofort die Herbeiholung des Arztes zu veranlassen. Bis zur Ankunft des Arztes muß bei Ohnmacht durch Öffnen der Fenster für frische Luft gesorgt, jedes beengende Kleidungsstück gelöst und die Person mit dem Kopfe tief gelagert werden. Die Beine sind dagegen hoch zu lagern und von unten nach oben fest einzuwickeln. Das Gesicht wird mit Wasser bespritzt, Schläfen und Gliedmaßen werden mit Essig eingerieben, in Wasser oder auf Zucker 20 Hoffmannsche Tropfen gereicht und ein Kochsalzeinlauf in den Darm gegeben (siehe Fr. 330, S. 151).

Blutungen während der Schwangerschaft.

289. Fr. **Worauf sind die Blutungen in der Schwangerschaft zurückzuführen?**

A. Sie stammen entweder aus der Gebärmutter oder aus der Scheide oder aus den äußeren Ge=

schlechtsteilen. So blutet manchmal eine Schwangere alle 3—4 Wochen einen oder mehrere Tage und dann heißt es, die Frau habe ihre Regel in der Schwangerschaft noch ein oder mehrere Male gehabt. Meistens sind dies einfache Blutungen aus der Siebhaut und haben nichts zu bedeuten, wenn sie schwach sind und nicht immer wiederkommen.

In der Regel jedoch sind Blutungen aus der Gebärmutter während der Schwangerschaft in den ersten Monaten das erste Zeichen einer Fehl= oder Frühgeburt, in den späteren Monaten das Zeichen eines vorliegenden oder tiefsitzenden Mutterkuchens.

290. Fr. **Wodurch kann eine Fehl= oder Frühgeburt bedingt werden?**

A. Durch innere oder äußere Ursachen.

291. Fr. **Welches sind die inneren oder äußeren Ursachen, wodurch eine Fehl= oder Frühgeburt veranlaßt werden kann?**

A. Die inneren Ursachen können sein:
 a) Erkrankungen und regelwidrige Beschaffenheit des Eies, insbesondere krankhafte Beschaffenheit des Mutterkuchens, Molenbildung (Fleisch= und Blutmolen, Blasen= oder Traubenmolen), übermäßige Mengen des Fruchtwassers, Wassersucht, Syphilis, Hautkrankheiten, Tod der Frucht, Zwillings= und Drillingsschwangerschaft;
 b) Krankheiten der Gebärmutter, wie Verhärtung, Geschwülste, Verwachsungen der Gebärmutter mit der Umgebung, fehlerhafte Lage derselben;
 c) ernstere, fieberhafte Krankheiten, Syphilis, große Körperschwäche der Schwangeren.

Die äußeren Ursachen können sein:
 a) Anstrengungen der Bauchpresse bei Stuhlverstopfung, beim Heben oder Tragen schwerer

Lasten, ferner festes Schnüren, häufiger und ungestümer Beischlaf;

b) Erschütterung des Körpers der Schwangeren durch Fall, Sprung, Fahren auf holperigen Wegen, Tanzen, Reiten, Stöße oder Schläge auf den Unterleib, starken anhaltenden Husten;

c) übermäßige Anstrengung des Körpers durch Nachtwachen, schlechte Ernährung;

d) Verwundungen der schwangeren Gebärmutter;

e) Gemütsbewegungen, wie heftiger Schreck 2c.

292. Fr. **Wann erkennt man, daß eine Blutung während der Schwangerschaft sicher zur Ausstoßung der Frucht führen wird?**

A. Wenn man im geöffneten inneren Muttermunde die Eispitze gelöst und in den Muttermund hineinragend findet; unsichere aber sehr verdächtige Zeichen sind: Der Abgang einer wässerigen, schleimigen oder rostfarbenen oder blutigen Flüssigkeit, unbehagliches Gefühl von Schwere im Unterleib, Kreuzschmerzen, ziehende Schmerzen im Bauche mit dem Gefühle von zeitweiliger Anspannung der Gebärmutter 2c.

293. Fr. **Welches Verfahren ist im allgemeinen bei Fehl= oder Frühgeburten einzuhalten?**

A. Am sichersten ist das Herbeirufen eines Arztes; im übrigen sorge man für ruhige Lage, kühle, säuer= liche Getränke, Entleerung von Blase und Mastdarm; nicht viel untersuchen, namentlich nicht, wenn die Blutung steht! Ausstopfung der Scheide nur bei sehr heftiger Blutung und unter den nötigen Vorsichtsmaß= regeln in bezug auf Desinfektion der eigenen Person und der Schwangeren.

Blutungen während der Geburt.

294. Fr. **Woher können die Blutungen während der Geburt rühren?**

A. Leichte Blutungen unter der Geburt kommen aus Einrissen des Scheidenvorhofes, Scheideneinganges oder Muttermundes, in ganz seltenen Fällen von Zerreißung der Gebärmutter oder Scheide. Stärkere Blutungen kommen gewöhnlich aus dem vorliegenden oder tiefsitzenden Mutterkuchen, seltener von einer Blasenmole, dem Mutterkrebse oder einem Polypen oder einem geplatzten Aderknoten der Scheide oder Scham.

295. Fr. **Worauf läßt der Abgang von hellrotem Blute nach einer rasch verlaufenen oder durch eine Operation beendigten Geburt bei gut zusammengezogener Gebärmutter schließen und was kann man dagegen tun?**

A. Auf einen tiefen Riß im Gebärmutterhalse. Die Hebamme schicke sofort zum Arzte; bis zu seiner Ankunft reibe sie die Gebärmutter, drücke dieselbe tief in das Becken hinunter und lege die Beine der Frau fest aneinander.

296. Fr. **Woran erkennt die Hebamme, daß eine Gebärmutterzerreißung eingetreten ist und was hat die Hebamme in einem solchen Falle zu tun?**

A. Wenn die vorher kräftigen und schmerzhaften Wehen plötzlich aufhören, die Frau einen plötzlichen Schmerz äußert und selbst fühlt, daß etwas zerrissen ist, wenn ferner Blut abgeht und der vorher fest angedrückte, vorliegende Teil aus dem Becken verschwindet, wenn der Puls klein und rasch wird, kalter Schweiß auftritt und das Aussehen der Gebärenden ein sehr ängstliches und verfallenes wird.

In diesem Falle muß selbstverständlich sofort der Arzt herbeigerufen werden.

297. Fr. **Woran erkennt man, daß eine Gebärmutterzerreißung droht?**

A. Wenn die Wehen immer schmerzhafter und die Gebärende immer unruhiger wird, der vorangehende Teil gar nicht abwärts rückt, die Geburtsgeschwulst immer größer wird, wenn die Muttermundslippen anschwellen und die innere Untersuchung schmerzhaft wird, wenn auf einer Seite das runde Mutterband stark angespannt ist, wenn ferner bei der äußeren Untersuchung oberhalb der Schamfuge ein querer Einschnürungsring fühlbar wird, der immer mehr gegen den Nabel hinaufrückt und endlich wenn über dem Einschnürungsring die Gebärmutter sich ganz hart und darunter dagegen weich anfühlt. Auch in diesem Falle werde sofort der Arzt geholt.

298. Fr. **Wie erkennt die Hebamme einen Dammriß und wie hat sie sich dabei zu verhalten?**

A. Wenn sie nach der Entbindung die Gebärende auf die Seite legt und die äußeren Geschlechtsteile reinigt (diese sind mit den Fingern nicht zu berühren!). Ist irgendein Dammriß vorhanden, so muß der Arzt geholt werden, weil **vernachlässigte Dammrisse leicht zu Kindbettfieber und langen, beschwerlichen Leiden**, wie z. B. Senkung, Vorfall von Scheide und Gebärmutter, mangelhaftem Afterschluß 2c. führen können. Der Arzt soll, wenn nicht früher möglich, auch noch dann geholt werden, wenn schon einige Stunden nach der Geburt vergangen sind, also wenn z. B. die Geburt bei Nacht stattfand, sofort am frühen Morgen. **Ein angemeldeter Dammriß dient der Hebamme nicht zum Vorwurf, wohl aber ein wahrgenommener, jedoch verschwiegener.** Bis zur Ankunft des Arztes lege man nach sorgfältiger Abspülung der äußeren Geschlechtsteile reine Verbandwatte oder besser einen Jodoformgazestreifen auf den Dammriß.

Schwangerschaft außerhalb der Gebärmutter.

299. Fr. Wann läßt sich eine Schwangerschaft außerhalb der Gebärmutter annehmen?

A. Die Erscheinungen bei einer Schwangerschaft außerhalb der Gebärmutter unterscheiden sich anfangs von regelmäßiger Schwangerschaft nicht. Die unsicheren Zeichen der Schwangerschaft treten bald mehr, bald weniger deutlich ein. Weil in der leeren Gebärmutter die Veränderungen wie bei regelmäßiger Schwangerschaft vor sich gehen, bleibt auch die Regel aus und verändert sich die Gebärmutter wie in den ersten Monaten einer normalen Schwangerschaft, d. h. sie wird größer, weicher und auch die Scheidenschleimhaut verfärbt sich bläulich. Ferner schwellen die Brüste an und lassen auf Druck eine wässerige Flüssigkeit austreten. Nach 5 oder 6 Wochen oder auch erst nach einigen Monaten treten aber Blutungen ein, mit denen manchmal auch die Siebhaut ganz oder in Fetzen abgeht. Schmerzen im Leib treten auf und die Hebamme fühlt manchmal bei der vorsichtig auszuführenden Untersuchung hinter oder neben der Gebärmutter eine Geschwulst durch das Scheidengewölbe. Oft tritt nach 6—12 Wochen plötzlich der Tod der Frau durch Verblutung ein. Bei solchen **verdächtigen Erscheinungen lasse man sofort den Arzt rufen.**

300. Fr. Was kann die Hebamme tun, um die Gefahr einer Schwangerschaft außerhalb der Gebärmutter für die Frau zu vermindern?

A. Wenn eine Hebamme glaubt neben einer anscheinend schwangeren Gebärmutter noch eine kleine, weiche Geschwulst zu fühlen, so soll sie jedes weitere Untersuchen unterlassen und die Frau zum Arzt schicken, weil sie sonst gerade durch weiteres innerliches Herumtasten einen solchen Fruchtsack neben der Gebärmutter zum **Platzen bringen,** und die Frau dadurch geradezu töten könnte.

Ferner soll sie **alles**, was ihr von einer anscheinend Schwangeren mit der Angabe gebracht wird, daß es aus deren Geschlechtsteilen „abgegangen" ist, sorgfältig aufheben und sofort in reines, lauwarmes Wasser legen, denn: Wenn das ihr von einer Frau übergebene z. B. zunächst nichts anderes zu sein scheint, als etwas an einem schmutzigen Papier oder an einem Stückchen Watte angeklebtes Blut, so kann sich beim Einlegen in warmes Wasser von diesem Papier oder Wattestückchen allmählich, wenn man es leicht im Wasser hin und her bewegt, zunächst die rötliche, scheinbar blutige Masse auflösen, und dann ein **dreieckiges häutiges Gebilde** enthalten, das u. U. für den Arzt allein schon den **sicheren Beweis** liefert, daß bei der Frau eine Bauch=Schwangerschaft vorliegt. Selbstverständlich muß daher auch eine Hebamme dafür sorgen, daß alle derartigen, ihr von Frauen überbrachten Abgänge **sofort einem Arzt** zu genauer Untersuchung übergeben werden.

301. Fr. **Wodurch entstehen die meisten Schwangerschaften außerhalb der Gebärmutter?**

A. Dadurch, daß durch eine frühere Entzündung der Eileiter diese für ein befruchtetes Eichen undurchgängig werden. Denn dann bettet sich das Eichen schon im Eileiter ein und entwickelt sich auch in diesem weiter.

302. Fr. **Was ist eine der häufigsten Ursachen solcher Eileiter=Entzündungen, also auch der Bauch=Schwangerschaften?**

A. Die Tripper=Erkrankung der Frau.

Unregelmäßigkeiten durch Krankheiten der Frauen.

303. Fr. **Inwieferne können durch Krankheiten der Frauen regelwidrige Geburten oder Wochenbetten entstehen und wie hat sich die Hebamme dabei zu verhalten?**

A. Durch übermäßiges Erbrechen, durch fieberhafte Zustände, Unterleibsbrüche, Mastdarmvorfall, durch Nieren=,

Herz- und Lungenkrankheiten, Wassersucht, Kropf, Verkrümmungen der Wirbelsäule, und insbesondere auch durch allgemeine Krämpfe mit heftigen, unwillkürlichen Zuckungen und Schwund des Bewußtseins (Eklampsie).

In allen diesen Fällen und Zuständen ist unbedingt sofort zum Arzte zu schicken, auch wenn die Entbindung schon vorüber wäre, und jedesmal, wenn sie zum Arzt schickt, so soll sie stets auf einen Zettel nur mit wenigen Worten (einfach mit Bleistift) schreiben, um was es sich handelt, damit der Arzt weiß, was er an Geräten und Arzneien 2c. mitnehmen muß.

304. Fr. **Wie hat sich die Hebamme zu verhalten, wenn eine Frau bewußtlos wird oder Krämpfe bekommt?**

A. Vor allem benachrichtige sie sofort einen Arzt, jedoch, wenn irgend möglich, durch eine andere Person, da sie eine Bewußtlose nicht allein lassen soll. Ist dies unvermeidlich, dann darf die Kranke nicht einfach im Bett gelassen werden, sondern muß entweder in diesem **festgebunden**, oder auf eine am Boden liegende Matratze gelegt werden, da bewußtlose und besonders an Krämpfen leidende Frauen, wenn sie auch nur während einer Minute allein im Bett gelassen werden, aus diesem herausfallen und sich schwer verletzen können.
Ferner muß durch Einstecken eines Gummi-Keiles (nicht eines harten Gegenstandes) dafür gesorgt werden, daß sich eine solche Kranke nicht „verbeißt" oder die Zungenspitze abbeißt, und alles muß aus ihrer Nähe entfernt werden, wodurch Schaden entstehen könnte, wenn es im Krampf-Anfall etwa vom Nachttisch heruntergeschlagen wird, so besonders brennende Lichter, Gefäße mit heißem Wasser, Messer, Gabeln usw.

Kapitel IV.

Wochenbett.

Begriff und Vorgänge.

305. Fr. **Was nennt man "Wochenbett"?**

A. Den Zustand der Entbundenen in den ersten sechs Wochen nach der Geburt.

306. Fr. **Was geht in dem Wochenbette mit der Wöchnerin vor?**

A. a) Die **Zurückbildung** aller derjenigen Teile, welche durch die Schwangerschaft und Geburt verändert wurden, insbesondere der Gebärmutter mit ihren Bändern, der Scheide, des Dammes und der Bauchdecken;

b) die **Neubildung** der als "Sieb=Haut" mit der Nachgeburt ausgestoßenen Gebärmutter= Schleimhaut;

c) die **Heilung** der bei der Geburt immer ent= stehenden Wunden;

d) verschiedene **Absonderungen** durch die Ge= bärmutter (Wund=Sekrete), aus der Haut und den Brüsten.

307. Fr. **Wodurch geschieht diese Zurückbildung und welcher Art sind diese Absonderungen?**

A. Die Zurückbildung geschieht zum Teil und be= sonders anfangs unter den sogenannten Nachwehen durch allmähliche Verkleinerung und Einschrumpfung der Geschlechtsteile unter Abheilung der bei der Geburt entstandenen Wunden; die Absonderungen machen sich geltend von seiten der Gebärmutter als bis zu 3 Wochen dauernder Wochenfluß aus Blut, Blutwasser, Schleim, Eiter, von seiten der Haut aus als Schweiß in den ersten Tagen und von seiten der Brüste als Milch.

308. Fr. **Woran erkennt man die „Nachwehen" und was kann die Hebamme dagegen tun?**

A. Daran, daß kein Fieber vorhanden ist und gleichzeitig mit den Schmerzen die Gebärmutter hart und kleiner wird und daß die Schmerzen Pausen machen. Während der Wehenpause ist kein Schmerz, auch keine Empfindlichkeit gegen Druck vorhanden. Bei sehr schmerzhaften Nachwehen kann die Hebamme warme Tücher auf den Unterleib legen, warmen Kamillentee trinken und in zweifelhaften Fällen einen Arzt rufen lassen.

Das Stillen.

309. Fr. **Welches ist die zweckmäßigste Nahrung für das Kind?**

A. Die Mutter-Milch und, wenn die Mutter ihr Kind nicht selbst stillen kann, die Milch einer Amme.

310. Fr. **Warum ist Frauen-Milch die zweckmäßigste Nahrung für ein Kind?**

A. Vor allem deshalb, weil sie eine ganze Reihe gewisser Stoffe enthält, die nur in einem menschlichen Körper entstehen, in einer Tier-Milch daher nie vorhanden sein können (vergl. Fr. 59, S. 26 oben). Besonders sind dies gewisse Schutz-Stoffe, z. B. solche gegen ansteckende Kinder-Krankheiten, Tuberkulose ꝛc., die im Körper der Mutter gebildet wurden, als diese seinerzeit diese Krankheiten selbst durchgemacht hat. Bekommt nun ein Kind diese Stoffe bereits mit der Mutter- (oder Ammen-) Milch einverleibt, so ist es schon sehr gut ausgerüstet, wenn es später selbst eine dieser Krankheiten bekommt, während ein Kind, das nur mit Tier=Milch ernährt wurde, später gegen solche Ansteckungen viel wehrloser ist.

Außerdem ist aber F r a u e n = Milch auch deshalb die beste Nahrung für ein Kind, weil sie alle zu dessen Ernährung wichtige Stoffe schon enthält, und gerade im richtigen Verhältnis, d. h. von jedem die richtige Menge, während bei Ernährung mit Tier=Milch dieser manche Stoffe erst zugesetzt werden müssen (vergl. Fr. 353, S. 165), und auch deren Zusammensetzung, z. B. durch Verdünnen mit Wasser, geändert werden muß.

311. Fr. **Ist es wichtig, daß das Kind auch schon die in den ersten Tagen von der Mutter=Brust erzeugte, sog. „Vor=Milch" („Collostrum") bekommt?**

A. Ja, das ist sogar s e h r wichtig, weil gerade in dieser „Vor=Milch" die in Fr. 310 genannten S c h u t z = S t o f f e enthalten sind.

312. Fr. **Wann und wie oft soll das Kind an die Mutter= brust gelegt werden?**

A. In den ersten 4—12 Stunden nach der Geburt zum ersten Male und dann alle 2 bis 3 Stunden und zwar regelmäßig nach der Uhr und nicht bloß, wenn das Kind schreit. Dabei sind etwas längere Nachtpausen sehr angezeigt.

313. Fr. **Was soll die Hebamme tun, wenn das Kind beim ersten Anlegen noch nicht sofort trinkt?**

A. Bei einem sonst gesunden, ausgetragenen Kinde m a c h t d a s g a r n i c h t s, und man soll daher ruhig einige weitere Stunden abwarten, und es dann wieder versuchen, n i c h t a b e r ihm vorher Tee oder etwas anderes geben, denn: Ein gesundes Kind wird bei nor= maler Brust sich auch die Vor=Milch schon „heraus= saugen", sobald es nur genügend starken Hunger hat.

Verhindert man aber, daß es diesen bekommt dadurch, daß man ihm sofort Tee usw. einflößt, dann bringt man es später nur noch schwerer dazu, auch an der Brust zu trinken, und es entsteht die Gefahr, daß die nach Fr. 311 gerade so wichtige und wertvolle Vor= Milch zum Teil für das Kind verloren geht.

314. Fr. **Wie hat die Hebamme das Kind an die Brust zu legen?**

A. Vor dem Anlegen wasche sie die Brustwarzen der Wöchnerin mit lauwarmem Seifenwasser oder Spiritus, dann lege sich die Wöchnerin, wenn sie mit der rechten Brust stillen will, halb auf die rechte, beim Stillen mit der linken Brust halb auf die linke Seite, stütze sich auf ihren Ellenbogen, indem sie den Arm um das Kind herumlegt, reinigt schonend vor und nach jedem An= legen sowohl den Mund des Kindes, wie die Warzen der Brust. In den ersten 9 Tagen soll die Wöchnerin beim Stillen nicht aufrecht sitzen.

315. Fr. **Wie lange soll das Kind in der Regel saugen?**

A. Ungefähr eine halbe Stunde.

316. Fr. **Wie kann man ungeeignete Warzen mundgerecht machen?**

A. Durch Hervorziehen mit den Fingern oder besser mit Gummisaugern und teilweisem Entleeren der Brüste. Wenn das Kind den Mund nicht öffnet oder keine Saug= bewegungen macht, so zieht man ihm das Kinn sanft herab, drückt einige Tropfen Milch aus der Warze aus und leitet dieselben in den geöffneten Mund.

317. Fr. **Wie verhält sich die Hebamme, wenn das Kind nur eine Brust nehmen will?**

A. Man lege das Kind an die andere Brust von hinten her.

318. Fr. **Welches Verfahren ist bei entstehenden Schrunden der Brüste anzuwenden?**

A. Bei entstehenden Schrunden der Brüste setzt man das Kind ab und benützt ein gläsernes, gut gereinigtes Warzenhütchen mit Gummipfropfen. Die Risse werden schonend und sorgfältig gereinigt und mit reiner Gaze oder Watte bedeckt. Wenn damit nicht bald Besserung eintritt, muß ein Arzt beigezogen werden.

319. Fr. **Wann soll das Kind entwöhnt werden?**

A. Solange Milch vorhanden ist, nicht vor dem 8. Monate und dann nur allmählich, indem zuerst neben der Brust noch etwas Kuhmilch gereicht wird.

320. Fr. **Wie sind die Brüste zu behandeln, welche bei oder nach dem Entwöhnen stark anschwellen?**

A. Durch Bedecken mit Öl und Watte, Aufbinden derselben; dabei ganz knappe Kost für die Wöchnerin.

321. Fr. **Welche Frauen dürfen nicht stillen?**

A. Frauen mit Schwind- und Fallsucht oder Anlage zu Schwindsucht, dann Frauen mit Lustseuche; ferner sehr schwächliche, bedenklich herabgekommene und appetitlose Frauen, sowie geisteskranke Frauen. Die Entscheidung hierüber kann nur **der Arzt** treffen.
Bei syphilitischen Frauen und Kindern ist das Stillen nicht unter allen Umständen untersagt, denn: Eine syphilitische Mutter darf ihr eigenes Kind stillen, aber selbstverständlich nicht (als Amme) das einer anderen Frau.

322. Fr. **Wie werden die Brüste der Frauen, welche nicht stillen, gepflegt?**

A. Sie werden mit weichem Flanell bedeckt und durch zusammengelegte Tücher, deren Zipfel über den Nacken gebunden sind, unterstützt.

Allgemeine Verhaltungsmaßregeln der Hebamme bei Wöchnerinnen.

323. Fr. **Worauf hat die Hebamme bei jeder Wöchnerin besonders zu achten?**

A. Nach Beendigung der Geburt müssen zuerst die äußeren Geschlechtsteile, dann die Aftergegend und die Oberschenkel vorsichtig abgewaschen werden. Dies geschieht mit reiner Wundwatte unter Berieselung mit der noch im Irrigator befindlichen Hälfte der Lysollösung, welche durch Zugießen von heißem Wasser wieder lauwarm gemacht worden ist. Sodann hat die Hebamme besonders zu achten auf die Vollständigkeit des Mutterkuchens; ferner auf das Verhalten der Gebärmutter und Schamteile, insbesondere auf Verletzungen (Dammriß) und Anschwellungen oder Geschwüre, auf den Wochenfluß, auf den Wochenschweiß, auf die Milchabsonderung und das Stillgeschäft, auf das Verhalten des Pulses, auf die Körperwärme, auf die Urin= oder Kotentleerung. Im übrigen vermeide die Hebamme jede unnötige Berührung der Geschlechtsteile insbesondere jede innere Untersuchung und lasse bei unregelmäßigem Verlaufe (Fieber, Leibschmerz 2c.) sofort den Arzt rufen.

324. Fr. **Sind die sog. Wochenschweiße zu befördern?**

A. Nein, weil dadurch Hautkrankheiten in Form von Friesel 2c., sowie Kopfschmerzen auftreten können.

325. Fr. **Sind für gewöhnlich Ausspülungen der Scheide im Wochenbett zu machen?**

A. Nein, nur auf Befehl des Arztes und dann nur mit größter Vorsicht; denn durch die Ausspülungen kann mehr geschadet als genützt werden, wenn sie nicht ganz peinlich genau und strenge aseptisch, d. h. mit ganz reinen Instrumenten und geeigneten Desinfektionslösungen gemacht werden. Sie sind für gewöhnlich gar nicht notwendig und be=

sonders im Wochenbett gefährlich. Man kann mit dem Mutterrohr Krankheitskeime in die Scheide hineinbringen oder bei vorhandener Eiterung (eitrigem Ausfluß) den Schleim und Eiter noch höher hinaufbefördern nnd Gebärmutterentzündung sowie Kindbettfieber veranlassen.

326. Fr. **Auf was muß bei jeder Spülung einer Schwangeren, Gebärenden oder Wöchnerin ganz besonders geachtet werden?**

A. Darauf, daß mit der Spülflüssigkeit **keine Luftblasen** eindringen, weil solche in einer wunden Stelle, z. B. an der Stelle des Mutterkuchens durch ein noch nicht ganz geschlossenes Blutgefäß (Blut-Ader) in die Blut-Bahn, durch diese an das Herz der Frau gelangen, und damit u. U. deren **augenblicklichen Tod** verursachen könnten!
Genügend sicher vermeiden läßt sich ein solches höchst gefährliches Eindringen von Luftblasen nur dadurch, daß man das Spülrohr stets erst dann einführt, wenn bereits die Spülflüssigkeit herausfließt! Außerdem dürfen alle diese Spülungen nur mit ganz geringem Druck gemacht werden, d. h. man darf den Irrigator bzw. das Gefäß, aus dem die Spülflüssigkeit ausfließt, nie höher halten, als etwa in der Höhe des Kopfes der die Spülung ausführenden (stehenden) Person.

327. Fr. **Wie soll sich die Wöchnerin in bezug auf Speise und Getränke verhalten?**

A. Während der ersten zwei Tage soll sie nur Milch oder Fleischsuppen, Wassersuppen mit Semmel oder Mehl erhalten. In den nächsten Tagen Fleischsuppen mit Grieß, Nudeln, Eiergräupchen, Reis, Gerste, Sago, Bouillon oder Mehlbrei, oder auch schon, besonders bei Stillenden, leichte Fleischspeisen. In der 2. Woche kann man Fleischkost und Gemüse reichen, in der 3. Woche die gewohnten, gut bekömmlichen Speisen. Als Getränk wird am besten Wasser oder Milch verwendet, ebenso dünner schwarzer Tee mit oder ohne Milch, gute Himbeer- oder Zitronen-Limonade.

328. Fr. Wie verhütet die Hebamme das Schlaffbleiben der Bauchdecken?

A. Durch festes Herumlegen eines mehrfach zusammengelegten Leintuches um den Leib; dies soll schon vom 2. Tage des Wochenbettes an geschehen und ist besonders bei Frauen, welche bald wieder arbeiten müssen, dringend angezeigt.

329. Fr. Wie wird bei den Wöchnerinnen am besten für Stuhlentleerung gesorgt?

A. Entweder durch Einlauf von lauwarmem Wasser mit Zusatz von etwas Seife oder Küchensalz oder durch milde Abführmittel, wie z. B. 1 Eßlöffel voll Rizinusöl.

330. Fr. Wie macht man einen Einlauf in den Mastdarm?

A. Man benützt zum Einführen in den Darm am besten ein mittel-, d. i. 20—30 cm langes Rohr aus halb-weichem Gummi (also nicht ein kurzes Hartgummi-Röhrchen), mit ja nicht zu enger, sondern möglichst weiter Rohr-Öffnung, und: Keinen schon am Rohr befindlichen Hartgummi-Hahn, sondern einen sog. „Quetsch-Hahn", der nicht am Rohr, sondern am Irrigator-Schlauch angebracht wird.

Das Darmrohr fettet man dann in seiner ganzen Ausdehnung sehr gut und reichlich ein, und läßt zunächst etwas Wasser durchlaufen, damit es keine Luft mehr enthält. Dann führt man es in den After ein, während man die Frau „wie beim Stuhlgang" pressen läßt, denn: Wenn sie dies tut, dann öffnet sich (auch wie beim Stuhlgang) der Schließ-Muskel des Afters und man kann das Rohr leicht vorwärts schieben. Nie aber darf dies mit Gewalt geschehen. Merkt man daher, daß sich schon nach Einführen eines kleinen Stückchens ein Widerstand ergibt, so zieht man das Rohr zunächst wieder ein klein wenig zurück (aber natürlich nicht ganz heraus), denn dann fließt etwas Wasser ein, bleibt vor dem Rohr stehen, und durch dieses kann man dann auch das Rohr wieder leicht weiter hineinschieben.

Endlich darf auch bei Darm-Einläufen der Irrigator nie höher als in Kopf-Höhe gehalten werden, und muß die Temperatur der Flüssigkeit vorher kontrolliert werden.

331. Fr. **Wie lange soll die Wöchnerin im Bette und Zimmer verweilen?**

A. Am besten die ersten 9 Tage ganz im Bette und zwar in Rückenlage und weitere 8 Tage teilweise im Bette; nach dem 16. Tage kann sie bei vollkommenem Wohlbefinden das Zimmer verlassen und ihre Arbeit wieder aufnehmen, wenn diese nicht größere körperliche Anstrengung erfordert.

332. Fr. **Wie verhält sich die monatliche Regel, solange die Milchabsonderung dauert bzw. die Frauen stillen?**

A. Bei den meisten Frauen bleibt die Regel während dieser Zeit aus.

333. Fr. **Wie soll sich eine stillende Frau verhalten, wenn die Regel eintritt?**

A. Sie braucht das Kind vorläufig nicht abzusetzen, denn dieses wird durch das Auftreten der Regel nicht krank, sondern höchstens etwas unruhig. Sollte aber die Blutung sehr stark werden und länger als 7 Tage dauern, so muß das Kind abgesetzt werden. Das letztere muß unbedingt sogleich geschehen, wenn wieder Schwangerschaft eintreten sollte. In zweifelhaften Fällen frage man den Arzt.

334. Fr. **Was kann geschehen, wenn während des Stillens die Regel nicht eintritt?**

A. Dann wird oft zu der Zeit, wo sie eintreten sollte,

das Kind sehr unruhig, schreit, und weigert sich u. U. sogar zu trinken.

Das schadet aber gar nichts und ist daher auch kein Grund zur Beunruhigung, und erst recht keiner das Stillen zu unterbrechen. Höchstens kann man während dieser Tage einige Male statt der Brust dem Kinde andere Nahrung geben, aber ja nicht zu oft, und nur, wenn das Kind die Brust vollständig ablehnt.

335. Fr. **Wann tritt die Periode im allgemeinen nach der Geburt wieder auf?**

A. Bei Frauen, die nicht stillen, gewöhnlich nach 6 Wochen; häufig zeigt sich auch beim erstmaligen Aufstehen etwas Blut, was aber, wenn es nicht zu bedeutend ist, nicht schadet.

336. Fr. **Woher stammen die Blutungen im Wochenbette und wie hat sich die Hebamme dabei zu verhalten?**

A. Durch Zurückbleiben von Nachgeburtsteilen, wobei immer der Arzt zu holen ist (siehe Fr. 281—285.).

Krankheiten des Wochenbettes.

337. Fr. **Welche Krankheiten werden im Wochenbette am häufigsten beobachtet?**

A. Das Wochenbett- oder Kindbettfieber und die Entzündung der Brustdrüsen. Das Kindbettfieber kann auch nach Fehlgeburten und unzeitigen Geburten auftreten.

338. Fr. **Wie kann man die verschiedenen Formen der Erkrankung an Kindbettfieber einteilen?**

A. 1. In solche, die noch auf die Geburts-Wege und die Gebärmutter beschränkt bleiben; hierher gehören:
    a) Das Wochenbett-Geschwür, d. i. eine schmierig belegte Wunde am Damm oder in der Scheide oder am Muttermund.

b) Die Entzündung der Gebärmutter-Schleimhaut, bei der aber meist auch schon die ganze Wunde der Stelle erkrankt ist, an der sich der Mutterkuchen befand.

c) Endlich die Entzündung der Gebärmutter-Wand, also die eigentliche Gebärmutter-Entzündung, solange der Krankheits-Prozeß nicht über die Wand hinausgeht.

2. In solche Infektionen, die bereits über die Geburtswege und die Gebärmutter hinaus fortgeschritten sind, aber doch noch nicht den ganzen Körper erfaßt haben, und zu denen folgende gehören:

a) Die Entzündung des Becken-Bindegewebes, d. i. des Gewebes, das sich zwischen den beiden Blättern des breiten Mutterbandes (vergl. Fr. 89, S. 11) befindet, also eine Erkrankung in den Geweben um die Gebärmutter herum.

b) Die Wochenbetts-Entzündung der Eileiter oder der Eierstöcke.

c) Die sog. schmerzhafte weiße Venen-Entzündung, bei der die große Blut-Ader des einen oder beider Oberschenkel durch einen infizierten Blut-Pfropf mehr oder weniger verstopft wird, so daß das Blut aus dem ganzen Fuß nicht mehr genügend in den Körper zurückfließen kann.

Infolgedessen schwillt ein solches Bein sehr stark an, was sehr schmerzhaft ist, und seine Haut wird infolge der starken Spannung weißlich glänzend, daher der Name: „schmerzhafte, weiße Venen-Entzündung".

Die Haupt-Gefahr bei dieser Erkrankung besteht darin, daß in jedem Augenblick, z. B. durch eine einzige stärkere Bewegung der Frau, von dem in der großen Blut=Ader steckenden Pfropf ein Stück losgerissen werden und durch die Blutbahn zum Herzen geschwemmt werden kann, was den augenblicklichen Tod durch Verstopfung der Lungen=Gefäße bewirken könnte. Bei dieser Erkrankung müssen daher die Frauen und speziell das erkrankte Bein absolut ruhig gehalten werden.

3. Wochenbetts=Erkrankungen, bei denen bereits der ganze Körper ergriffen ist und die in den folgenden Formen auftreten:

a) Die allgemeine Blutvergiftug, bei der die Krankheits=Erreger oder die von diesen erzeugten Giftstoffe schon in den Blut= und Saft=Bahnen des ganzen Körpers verbreitet sind.

b) Das allgemeine Eiter=Fieber, bei dem von irgend einem angesteckten Blutpfropf aus, der in einer Wunde oder in einem Blutgefäß in der Umgebung der Geschlechtsteile steckt, immer wieder Krankheits=Erreger über die ganze Blutbahn ausgestreut werden, wobei dann jedesmal ein Schüttelfrost mit hohem Temperatur=Anstieg, also hohem Fieber auftritt.

Da aber diese Krankheitserreger in der Blutbahn immer rasch wieder zugrunde gehen, so folgt hier dem hohen Fieber stets wieder ein Zeitraum, während dem die Temperatur niedriger oder normal ist, der jedoch leider nur so lange anhält, bis neuerdings eine Aussaat von Keimen und ein neuer Frost mit hohem Fieber auftreten.

Bei dieser Krankheit befinden sich die Frauen ununterbrochen sogar in dreifacher Lebens=Gefahr, denn:

Einmal gehen viele allmählich an Erschöpfung zugrunde.

Dann kann auch hier, wie bei der schmerzhaften weißen Venenentzündung, jeden Augenblick, nur durch eine Bewegung, etwas von dem Blutpfropf losgeschwemmt werden und ins Herz kommen, also den augenblicklichen Tod bewirken.

Endlich können auch durch die immer wieder über den ganzen Körper verbreiteten Eiter-Erreger, Eiterungen, z. B. sog. Abszesse an anderen Organen, z. B. an den Herzklappen entstehen, oder in einem Auge, und damit außer Lebens-Gefahr, auch die schwerster Herzfehler, der Erblindung ꝛc.

c) Die letzte und gefährlichste Form des Wochenbett-Fiebers ist endlich die **allgemeine Bauchfell-Entzündung**, an der eine Frau rettungslos zugrunde gehen muß, da bisher kaum ein einziger Fall geheilt werden konnte, wenn die Bauchfell-Entzündung durch eine Wochenbetts-Infektion entstanden war.

Gerade diese Folgen einer Geburts-Infektion sind hier so ausführlich besprochen, damit der Hebamme zum Bewußtsein kommt, **welch furchtbares Unglück sie anrichten kann**, wenn sie nicht peinlich gewissenhaft ist bezüglich aller Vorschriften, die zur Verhütung von Wochenbett-Fieber erlassen wurden.

339. Fr. **Wodurch entsteht das Kindbettfieber?**

A. Unter Hinweis auf die diesbezüglichen in Fr. 57—60 enthaltenen allgemeinen Ausführungen sei hier nur kurz bemerkt, daß das Kindbettfieber **immer durch giftige Krankheitskeime oder Krankheitserreger** (sog. Eitererreger) entsteht, welche **vor oder nach der**

Geburt von außen entweder durch den untersuchenden, nicht genügend gereinigten Finger oder durch unreine Geräte, Instrumente und Verbandstoffe (Watte, Lappen) oder durch unreine Bettwäsche bzw. Bettunterlagen oder durch unsaubere äußere Geschlechtsteile der Kreißenden an oder in die immer mit mehr oder weniger sichtbaren Rissen und Wunden (Geburtswunden) versehenen Geschlechtsteile der Kreißenden gebracht worden sind.

Diese Keime oder Erreger, welche auch Bakterien, Bazillen oder Pilze genannt werden, sind kleinste, nur mittels stärkster Vergrößerungsgläser sichtbare, lebende pflanzliche Wesen aus der Familie der Pilze und fast überall, d. h. in der Luft, im Wasser, in und auf der Erde, an uns selbst und besonders auch an Haut, Händen und Fingern von uns (Unternagelraum, Gelenkfalten), sowie an fast allen, meistens mehr oder weniger verunreinigten Gegenständen unserer Umgebung und Wohnung vorhanden. Diese Kleinlebewesen vermehren sich unter günstigen Ansiedelungs- und Lebensbedingungen, insbesondere auf Wunden in kürzester Zeit unzählig und erzeugen nach ihrem Übergang ins Blut durch Blutvergiftung das Kindbettfieber.

Je nach der größeren Empfänglichkeit der Wöchnerin für das in den Körper eingewanderte Krankheitsgift, d. h. je mehr die Widerstandskraft der Wöchnerin darniederliegt, je mehr die natürlichen, jedem Menschen in verschiedenem Grade innewohnenden Schutz- und Abwehrstoffe des Blutes versagen, je unsauberer die Wöchnerin und ihre Umgebung ist, je zahlreicher und giftiger die eingewanderten Krankheitserreger sind, desto eher und desto schwerer erkranken die Wöchnerinnen in der Regel an Kindbettfieber.

Sehr beachtenswert ist auch, daß abgesehen von unreinen Händen und Gebrauchsgegenständen der Hebammen, durch Selbsterkrankung der Hebamme an

Ausschlägen und Eiterungen am Körper (Zahn-, Nasen-, Ohren-, Hals-, Finger- und Beineiterungen usw.) das Kindbettfieber verursacht werden kann.

Auch können Wöchnerinnen durch Hebammen, welche mit ansteckenden Kranken, wie z. B. Diphtherie-, Scharlach-, Rotlauf-, Typhus-, Genickstarrekranken usf. in oder außer ihrer Behausung verkehren, angesteckt werden und erkranken.

Es kann ferner durch Selbstuntersuchung der Kreißenden vor, während oder nach der Geburt Kindbettfieber entstehen.

340. Fr. **Woran erkennt die Hebamme das Wochenbettfieber?**

A. Durch das Gefühl vermehrter Körperwärme und an der durch das amtlich geprüfte Krankenthermometer nachgewiesenen bis auf 38° C und darüber gesteigerten Körperwärme, welcher häufig leichteres oder stärkeres Frösteln, manchmal ein heftiger Schüttelfrost, vorausgeht, ferner durch beschleunigte Pulszahl (80 bis 100 und mehr in der Minute), durch vermehrten Durst, Kopfschmerz, gerötete Wangen, große Unruhe und Schlaflosigkeit, dann durch anhaltende Schmerzen im Unterleibe, welche bei Druck oder selbst bei leiser Berührung und bei jeder Körperbewegung vermehrt werden, ferner durch Auftreibung des Unterleibes durch die Därme, übelriechenden Wochenfluß 2c. Nur durch regelmäßiges und gewissenhaftes Messen der Körperwärme der Wöchnerin — eine der wichtigsten Aufgaben der Hebamme — läßt sich der Beginn des Kindbettfiebers rechtzeitig erkennen und je früher es erkannt wird, desto besser für die Kranke behufs Erlangung rascher ärztlicher Hilfe und für die Hebamme, welche sich dann vor weiterer Berührung der Kranken und Verschleppung des Kindbettfiebers hüten kann. Die Hebamme ist daher verpflichtet, bei allen Wöchnerinnen morgens und abends die Körperwärme sorgfältig zu messen und den

Puls zu zählen; beide Zahlen müssen auf einen Zettel geschrieben oder in die durch die Hebammen=Vereine erhältlichen Temperaturtabellen eingetragen werden.

341. Fr. **Wodurch entsteht die Entzündung der Brustdrüsen?**

A. Meistens durch Vernachlässigung beim Säuge= geschäft, wenn wunde Warzen (Schrunden) nicht sauber gehalten bzw. mit schmutzigen Fingern oder anderen Gegenständen (beschmutzter Leib= oder Bettwäsche, unreinem Waschwasser, unsaubern Waschlappen oder Schwämmen 2c.) verunreinigt und durch entzündungs= erregende Krankheitsstoffe angesteckt werden.

342. Fr. **Woran erkennt die Hebamme die Entzündung der Brustdrüsen?**

A. Daran, daß meist anfangs, besonders bei Frauen mit zarter Haut, ein Wundsein der Brustwarzen sich zeigt, welches sich durch Rötung und brennenden Schmerz der Brustwarzen kundgibt. Meist bleibt es nicht bei dem Wundsein der Brustwarzen, sondern es entsteht durch den Eintritt von giftigen Keimen bzw. Eitererregern in die Wunden und Schrunden unter sehr heftigen Schmerzen eine harte Stelle in der Brust, über welcher sich später unter Fiebererscheinungen die Haut rötet und heiß anfühlt. Viel seltener wird gleich anfangs die ganze Brust heiß, hart, rot und geschwollen.

343. Fr. **Wodurch kann die Hebamme das Kindbettfieber sowie die Erkrankung der Brustdrüsen verhüten?**

A. Die Verhütung des Kindbettfiebers gelingt am sichersten durch Fernhaltung der Krankheitserreger des Kindbettfiebers von den Geschlechtsteilen der Schwan= geren, Kreißenden oder Wöchnerin und dies geschieht wiederum am sichersten dadurch, daß die Hebamme die Geschlechtsteile der genannten Personen ganz un= berührt läßt, also jede innere Untersuchung vollkommen unterläßt. Ist dies aus diesen oder jenen Gründen undurchführbar, so müssen alle Dinge, welche mit den Geschlechtsteilen der Schwangeren, Kreißenden oder Wöchnerin in Berührung kommen, frei von Krankheitserregern sein oder tunlichst frei gemacht werden und das kann am besten durch vorschriftsmäßige Reinigung und Desinfektion der Hebamme und ihrer Geräte, sowie durch vorschriftsmäßige Reinigung und Desinfektion der Schwangeren, Kreißenden oder Wöchnerin, ferner durch Verwendung von nur frischer und reiner Bett= und Leibwäsche, insbesondere reiner Unterlagen bei Kreißenden und Wöchnerinnen erreicht werden. In Fällen, wo äußere Verletzungen am Damm oder an den äußeren Geschlechtsteilen entstanden sind, ist ganz besonderes Augenmerk auf reine Bettunterlagen zu richten. Jede Kreißende oder Wöchnerin ist ferner **vor Selbstuntersuchung zu warnen!**

Die Verhütung der Brustdrüsenerkrankung gelingt am besten durch sorgfältige Behandlung der Brüste bzw. Brustwarzen in der Schwangerschaft (Fr. 131), dann durch peinlich saubere Behandlung und Pflege der Brustwarzen während des Stillens dadurch, daß jede Berührung mit schmutzigen Fingern oder anderen verunreinigten Gegenständen (beschmutzte Leib= und Bettwäsche, unreines Waschwasser, unsaubere Watte oder Läppchen) unterlassen, dagegen jedesmal nach dem Stillen die Warzen mit abgekochtem Wasser sauber gereinigt und dann mit einem reinen Leinwandläppchen bedeckt werden (siehe auch Fr. 131, S. 59).

Selbstverständlich darf eine Hebamme nie mit rissigen, schrundigen oder geschwürigen Händen und Fingern oder mit Ringen an den Fingern untersuchen. Sie muß ferner jede Berührung mit eitrigen, faulen Dingen und Auswurf= oder Abfallstoffen von Menschen oder Tieren, sowie jede Beschäftigung mit Stall= und Düngerarbeiten, das Reinigen schmutziger Wäsche, dann jeden Verkehr mit ansteckenden Kranken (Menschen und Tieren), ferner jede Berührung von Leichen oder deren Bekleidung vermeiden, und sollte dies unvermeidbar oder unversehens geschehen sein, sich doppelt und dreifach reinigen und desinfizieren.

Eine gewissenhafte und reinliche Hebamme sollte überhaupt alle Abende vor dem Zubettgehen ihre Hände gründlich in warmem Seifenwasser reinigen nnd allenfalls rauhe und harte oder aufgesprungene Haut mit reinem Fett (Vaselin, Lanolin, Byrolin) einfetten. Ebenso dürfte es sich empfehlen, vor jedem Gang zu einer Geburt die Hände mit Wasser, Seife und Bürste gründlich zu reinigen und schmutzige Handschuhe und Muffs nicht zu tragen.

Die Fingernägel sollten immer kurz geschnitten sein, wodurch die Reinigung und Desinfektion des so leicht und viel beschmutzten Unternagelraumes sehr erleichtert wird. Eine ständige sorgfältige Handpflege ist eine der wichtigsten Aufgaben der ihrer großen Verantwortlichkeit bewußten Hebamme und unterstützt die gründliche Desinfektion und Keimfreiheit der Hände und Finger wesentlich.

Hier wäre vielleicht noch daran zu erinnern, daß es im Interesse der guten Instandhaltung der Geräte der Hebamme dringend angezeigt erscheint, daß die Hebamme ihre Geburtstasche und Geräte stets in sauberem gebrauchsfertigem Zustande in ihrer Wohnung an einem bestimmten geeigneten Platze, womöglich in einem abschließbaren Schranke, aufbewahrt.

344. Fr. **Muß die Hebamme jeden Fall von Erkrankung an Kindbettfieber oder entzündlicher Erkrankung des Unterleibes im Wochenbett zur Anzeige bringen, wann und bei wem?**

A. Wenn die Körperwärme einer Wöchnerin, unter der Achsel gemessen, 38° Celsius übersteigt, so ist die Wöchnerin als krank zu erachten. Die Hebamme hat deshalb sofort die Beiziehung eines Arztes zu veranlassen. Gleichzeitig hat sie der Distriktspolizeibehörde (Polizeidirektion, Stadtmagistrat, Bezirksamt) den Fall anzuzeigen, hierbei zu berichten, ob ein Arzt und welcher Arzt beigezogen wurde oder wird, und sich der Berufsausübung bei anderen Gebärenden und Wöchnerinnen so lange zu enthalten, bis ihr das von der Distriktspolizeibehörde oder von dem Bezirksarzte gestattet wird.

345. Fr. **Was hat die Hebamme im Unterlassungsfalle der Anzeige von Kindbettfiebererkrankungen zu gewärtigen?**

A. Sofortiges Verbot der Praxisausübung und Entziehung des Prüfungszeugnisses.

346. Fr. **Wie hat die Hebamme sich zu verhalten, wenn sie eine kranke Wöchnerin zu besuchen hat?**

A. Am besten läßt sie die Pflege der Kranken, besonders aller ansteckenden Kranken, wie Kindbettfieber-, Typhus-, Diphtherie-, Scharlach- und Rotlauf-Kranken usw. durch eine andere Person ausüben, weil sie zu leicht Krankheitsstoffe übertragen und eine gesunde Wöchnerin oder Schwangere anstecken kann. Kommt sie von einer kranken Wöchnerin, so muß sie jedesmal ihren ganzen Körper, besonders Finger, Hände und Vorderarme, mit Seife gründlich, womöglich im Vollbad, abwaschen und außerdem sich, wie vorgeschrieben, reinigen, desinfizieren und frisch ankleiden. Ferner muß sie die etwa benützten Instrumente gewissenhaft und vorschriftsmäßig reinigen.

In zweifelhaften Fällen hole die Hebamme den Rat des behandelnden Arztes oder des Bezirksarztes ein, in welcher Weise sie sich selbst, sowie die ihrer Pflege anvertrauten Personen vor Übertragung von Ansteckungsstoffen zu schützen vermöge.

347. Fr. **Worauf ist daher beim Pflegen einer Wöchnerin ganz besonders zu achten?**

A. Darauf, daß die Hände der Hebamme auch mit dem Wochenfluß gesunder Wöchnerinnen nie in Berührung kommen, und daß alle Gegenstände, die mit solchem beschmutzt sind (Spülrohre, Katheter, Handschuhe, Wäschestücke) besonders peinlich durch Auskochen keimfrei gemacht werden, denn:

Auch der Wochenfluß einer ganz gesunden Wöchnerin enthält stets giftige Keime, u. U. so giftige, daß durch sie die schwersten, ja tödliche Wochenbetts-Infektionen übertragen würden, wenn sie an eine Schwangere oder gar an eine Gebärende oder Frisch-Entbundene gelangen würden.

Daher darf auch die Hebamme die äußeren Teile einer Wöchnerin bei deren Reinigung, sowie alles, was mit Wochenfluß in Berührung kam, nie mit bloßen Händen anfassen, sondern nur mit einem Gummihandschuh oder einer starken, langen Pinzette, die selbstverständlich dann jedesmal sofort wieder ausgekocht werden müssen.

348. Fr. **Welche Krankheiten der Frauen können außerdem für die Hebamme gefährlich werden und welche Vorsicht ist dabei angezeigt?**

A. Der bösartige weißgelbliche Schleim- oder Eiterfluß und die Lustseuche (Syphilis). Bezüglich der nötigen Vorsichtsmaßregeln sei auf Fr. 62 (S. 28—31) hingewiesen.

349. Fr. **Worauf hat die Hebamme beim Katheterisieren besonders zu achten?**

A. Daß sie selbst gehörig gereinigt und desinfiziert sei, dann daß die Kreißende oder Wöchnerin an ihren Geschlechtsteilen gründlich gereinigt und desinfiziert, besonders die Harnröhrenmündung mit in 1 prozentiger Lysollösung getauchter Watte abgetupft werde, ferner daß alle Instrumente (Katheter) vorher sorgfältig gereinigt und desinfiziert werden, wozu man die metallenen Katheter (meist aus Silber oder Neusilber) am besten **auskocht** und dann in eine 1 prozentige Lysollösung legt; elastische Katheter sollen, weil sie das Auskochen nicht vertragen, zum Katheterisieren im Wochenbett nicht verwendet werden. Die Hebamme achte darauf, daß der Katheter nicht gewaltsam und nur **in die für das Auge bloßgelegte Harnröhrenmündung** eingeführt wird (also ja nicht unter der Bettdecke).

350. Fr. **Warum muß man sich für das Katheterisieren so besonders sorgfältig desinfizieren?**

A. Weil man beim Auseinanderfalten der Schamlippen und beim Einführen des Katheters fast immer eine oder mehrere der kleinen frischen Wunden berührt, die an der Schleimhaut des Scheiden-Einganges durch die Geburt entstehen, und daher die **Gefahr einer Wochenbetts-Infektion** gerade beim Katheterisieren besonders groß ist.

351. Fr. **Was kann außerdem durch unreinliche und ungenau ausgeführte Katheterisierung entstehen?**

A. Blasenerkrankungen und damit oft sehr langwierige und beschwerliche bzw. unheilbare Leiden, besonders Nierenerkrankungen, für welche die Hebammen unter Umständen haftbar gemacht werden können.

Kapitel V.

Pflege des Kindes.

352. Fr. Wie wird das Kind am zweckmäßigsten ernährt, wenn die Mutter nicht stillen kann und eine Amme nicht zu haben ist?

A. Künstlich, und zwar mit Kuhmilch, eventuell auch mit Ziegenmilch, in abgekochtem, aber nicht abgerahmtem Zustand.

353. Fr. Wie wird die Milch für die neugeborenen Kinder am besten zubereitet und dargereicht?

A. Am besten durch 10 Minuten langes Kochen mittels des Soxhletschen Milchkochapparates, und zwar in verdünntem Zustande; in den ersten Tagen 3 Teile Wasser und 1 Teil Milch, später zur Hälfte Wasser und Milch, vom 4. Monate an ³/₄ Milch und ¹/₄ Wasser, vom 6. Monate an unverdünnte Milch. Nie darf neugeborenen Kindern unverdünnte Kuhmilch gegeben werden. Wo ein Soxhletscher Apparat nicht angeschafft werden kann, ist die frische Milch etwa 10 Minuten lang zu kochen und dann gut zugedeckt an einem kühlen Orte (Eisschrank, Kühlkiste oder in öfters gewechseltem kaltem Wasser) aufzubewahren.

354. Fr. Ist die Milch von einer Kuh oder von mehreren Kühen vorzuziehen?

A. Immer die gemischte Milch von mehreren Kühen, damit der Schaden nicht allzugroß ist, wenn eine der Kühe einmal weniger geeignete Milch liefern würde.

355. Fr. **Womit kann man die Milch statt mit bloßem Wasser noch zweckmäßig verdünnen?**

A. Mit Reis-, Gersten- oder Haferwasserabkochung oder mit Fencheltee.

356. Fr. **Womit wird die verdünnte Milch am besten versüßt?**

A. Mit 1 Messerspitze voll Milchzucker auf 1 Tasse Milchgetränk, oder wenn Milchzucker nicht zu haben ist, mit einem Stück Würfelzucker. Auf 1 Liter Getränke also ungefähr 30 Gramm = 3% Zucker.

357. Fr. **Was ist eine Hauptsache bei der künstlichen Ernährung mit Milch?**

A. Daß Milch und Wasser ordentlich abgekocht, die Aufbewahrungsgefäße, sowie die Saugflasche und der Gummisauger peinlich rein gehalten werden dadurch, daß man letztere immer in reines Wasser legt. Die bisher vielfach gebräuchlichen langen Gummischläuche sind, weil schwer zu reinigen, verwerflich und durch kurze zu ersetzen.

358. Fr. **Wieviel Getränke soll dem Säugling gereicht werden?**

A. Meistens genügen in den ersten Lebenswochen alle 2—3 Stunden 6—8 Eßlöffel voll Getränke auf einmal. Später vermehrt man allmählich die Menge soweit, daß das Kind danach ruht und sich wohl befindet.

In der Regel wird dem Kinde zu viel gereicht. Eine Nahrungseinschränkung ist besonders im Sommer bei großer Hitze angezeigt.

359. Fr. **Was ist von den mehlhaltigen Gerichten und den sogenannten Kindermehlen zu halten?**

A. Die Ernährung mit Mehlmus, Mehlsuppen und mehlhaltigen Getränken **allein** ist in den ersten 5 Monaten immer schädlich, weil zur Verdauung des Mehles das Kauen und die Speichelabsonderung erforderlich ist. Das Mehl geht nicht nur immer unverdaut wieder ab, sondern bewirkt gerne Diarrhöen und Darmkatarrhe.

360. Fr. **Wie verhält es sich mit dem Gewichte des neugeborenen Kindes?**

A. In den ersten 3—4 Tagen nimmt das Kind ab und erreicht erst etwa am 10. Tage das Gewicht, welches es bei der Geburt hatte. Von da ab soll das Kind in jeder Woche des ersten Vierteljahres mindestens 200 Gramm, des zweiten Vierteljahres 140 Gramm, des dritten und vierten Vierteljahres 70 Gramm zunehmen.

361. Fr. **Ist der sogenannte Schnuller für Kinder vorteilhaft oder angezeigt?**

A. Der Schnuller ist ganz und gar verwerflich; durch denselben können Mund-, Magen- und Darmerkrankungen bei den Kindern entstehen.

362. Fr. **Wann darf das Kind ins Freie gebracht werden?**

A. Im Sommer oder bei warmer Temperatur nach dem neunten Lebenstage jeden Tag ein paar Stunden, im Winter nur an wärmeren und windfreien Tagen. Licht und Luft sind zum Gedeihen des Kindes unbedingt notwendig. Zu Hause muß das Säuglingszimmer gut gelüftet und bei großer Hitze kühl gehalten werden.

363. Fr. **Gibt es eine Erkrankung der Kinder durch das Zahnen?**

A. In der Regel nicht; meistens ist, wenn das Kind während des Zahnens krank wird, eine verfehlte Ernährung oder Unreinlichkeit in der Behandlung der dargereichten Nahrung schuld; man kann höchstens sagen, daß die Kinder zur Zeit des Zahnens empfindlicher gegen Diätfehler sind als sonst.

364. Fr. **Wann und in welcher Reihenfolge brechen die Zähne beim Kinde durch?**

A. Meistens im 8. Lebensmonate, und zwar zuerst

die beiden mittleren unteren Schneidezähne, dann die beiden mittleren oberen, dann die vier äußeren Schneidezähne, hierauf die vier ersten Backenzähne, dann erst die Eckzähne und am Ende des zweiten oder anfangs des dritten Lebensjahres die vier zweiten Backenzähne.

365. Fr. **Ist das Gelbwerden der Haut der Neugeborenen immer ein krankhafter Zustand?**

A. Nein; wenn die Gelbfärbung nur gering ist und das Kind im übrigen gut schläft, trinkt und ausleert, und nur unruhig ist, wenn es hungrig oder naß ist, dann kann das Kind doch für gesund gelten.

366. Fr. **Was ist vor allem zu vermuten, wenn ein Neugeborenes stärker gelb wird, und was hat die Hebamme dann zunächst zu tun?**

A. Bei jedem stärkeren Gelbwerden eines Neugeborenen besteht vor allem der Verdacht einer Nabel-Eiterung.
Um festzustellen, ob eine solche vorliegt, genügt es aber nicht, nur den Verband abzunehmen und den Nabel-Wundschrott anzusehen, denn es kann auch unter diesem noch versteckter Eiter vorhanden sein.
Die Hebamme soll daher in solchen Fällen mit einer ausgekochten Pinzette vorsichtig den Rand des Wund-Schrottes ringsherum ablösen, damit eventuell vorhandener Eiter heraustreten kann.
Das Vorhandensein von Eiter unter dem Schrott ist übrigens fast schon sicher, wenn dessen Umgebung stärker gerötet ist.
Selbstverständlich muß bei jeder Nabel-Eiterung sofort ein Arzt benachrichtigt werden.

367. Fr. **Wann fällt die Nabelschnur gewöhnlich ab und wie muß die Nabelwunde beschaffen sein?**

A. Gewöhnlich am 5. Tage nach der Geburt, manchmal etwas früher oder später. Die Nabelwunde muß nach Abfallen der Nabelschnur frischrot aussehen, darf nie mit schmutzigen Gegenständen in Berührung kommen und nicht eitern, sondern nur etwas nässen; nach 14 Tagen muß sie völlig verheilt sein und auch das Nässen, sowie die Borken= und Rusenbildung muß aufgehört haben. Von Kindern, welche in den ersten 14 Tagen sterben, geht ein großer Teil infolge Ansteckung durch die Nabelwunde zugrunde.

368. Fr. **Wie ist die Nabelwunde zu behandeln?**

A. Nur durch Bestreuen mit trockenen Pulvern, z. B. feingepulverter Borsäure oder Salizylsäure und dann durch Bedecken mit reiner trockener Verbandwatte oder =Gaze.
Unter keinen Umständen darf ohne ausdrückliche ärzt= liche Anordnung eine Nabelwunde mit einem feuchten Verband oder mit undurchlässigen (für Wasser) Stoffen verbunden werden.

369. Fr. **Wie oft soll das Kind gereinigt werden?**

A. Außer dem täglichen Bad werde das Kind so oft gereinigt, als es sich verunreinigt hat, und danach immer mit frischer Wäsche versehen. Zur Herstellung der richtigen Badewasserwärme ist der amtlich geprüfte Badethermometer nach Celsius immer zu benützen. Zum Baden des Kindes darf nur reines Wasser verwendet werden und besondere Sorgfalt muß auf die Reinhaltung der Badewanne (öfteres Ausbrühen!) verwendet werden. Auch darf die Badewanne zu anderen Zwecken nicht benützt werden.

Bei diesen Vorsichtsmaßregeln schadet das tägliche Bad dem Kinde nichts. Ist die gehörige Reinlichkeit nicht durchzuführen, oder wird vom Arzt aus irgend einem Grunde ein Nabelverband angelegt, der nicht gewechselt werden darf, so muß man sich mit dem Abwaschen des Kindes begnügen. Schon sehr früh, nach

2—3 Wochen, sollen Kopf, Hals und Schultern des Kindes mit kühlerem Wasser gewaschen werden.

370. Fr. **Was ist in bezug auf das Ankleiden des Kindes besonders zu beachten?**

A. Daß die Wäsche immer frisch und gut durchwärmt, jedoch — besonders im Sommer bei großer Hitze — nicht zu warm gehalten wird. Eigens zu warnen ist vor festem Wickeln der Brust und des Bauches. Auch soll das Kind mit seinen Händen und Füßen beliebig zappeln können. Wird ein Gummituch als Unterlage benützt, so lege man dasselbe nicht ganz um das Kind herum.

371. Fr. **Welche Maßregeln empfehlen sich in bezug auf Heben und Legen des Kindes?**

A. Das Kind soll in den ersten 3 Monaten in liegender Stellung, vor dem 4. Monate gar nicht und dann anfangs nur kurze Zeit aufrecht getragen werden. Ferner soll das Kind nie geschaukelt, gepantschelt oder geschüttelt werden, weil es dadurch eine Art von Gehirnerschütterung erleiden und betäubt werden kann.

372. Fr. **Wie sollen sich die Darmausleerungen bei den Kindern der Zahl und Beschaffenheit nach verhalten?**

A. Das Kind soll täglich 2—4 Ausleerungen haben von gleichmäßig gelber Farbe und mäßiger Breidicke (abgesehen von den ersten Tagen).

373. Fr. **Worauf weisen zu viele und zu wässerige Ausleerungen oder grüne Färbung derselben bei Kindern hin?**

A. Auf eine Erkrankung des Magens und Darmes, welche unbedingt die Herbeirufung eines Arztes erfordert.

374. Fr. **Was kann die Hebamme bei Erkrankung der Kinder an Magen= und Darmkatarrh tun bis zur Beratung eines Arztes?**

A. Sofort die Milch sehr stark verdünnen, oder noch

besser ganz weglassen und bis zur ärztlichen Verordnung nur etwas Fencheltee oder Gerstenwasserabkochung gestatten.

375. Fr. **Wie oft soll das Kind urinieren?**

A. Ein gesundes Kind uriniert am ersten Tage höchstens ein- oder zweimal, an den folgenden Tagen 4—6 mal, nach 2—3 Wochen 10—12, ja bis 20 mal. Ein häufiges, reichliches Urinieren ist ein Zeichen von guter Verdauung.

Unregelmäßigkeiten und Krankheiten der Neugeborenen.

376. Fr. **Welches sind die wichtigsten Erkrankungen des Neugeborenen, und wie können wir diese einteilen?**

A. 1. Solche, deren Ursache bereits in der Entwicklung des Kindes im Mutterleibe liegt. Hierher gehören:
  a) Angeborene Herzfehler oder Fehlen ganzer Organe oder Glieder, z. B. der Arme.
  b) Offenbleiben von Körper-Höhlen, z. B. der Harnröhre, des Wirbel-Kanales, sog. „Gehirnbrüche" usw.
  c) Verschluß von Leibesöffnungen, z. B. des Afters.
  d) Doppel-Mißbildungen, die dadurch entstehen, daß Zwillinge während ihrer Entwicklung gewissermaßen ineinander hineinwachsen, wobei oft nur mehr ein Teil ihrer Körper zur vollen Entwicklung kommen kann, z. B. zwei Köpfe und zwei Rümpfe, aber nur je ein Arm und ein Fuß.
2. Ansteckende Erkrankungen, von denen das Kind schon im Mutterleibe oder beim Durchtritt durch die Geburts-Wege ergriffen wird.
  a) Angeborene Syphilis, die sich bei lebend geborenen Kindern, z. B. als „Schäl-Blasen",

„Wasserfucht" oder durch Auftreibung an den Knochen der Arme und Beine zeigt.

   b) Die nach Fr. 390, S. 176 besprochene, durch Tripper der Mutter entstandene Augen=Entzündung der Neugeborenen.

   c) Verschiedene Infektions=Krankheiten, wie z. B. Blattern, Typhus usw., die von der Mutter auf das Kind schon vor dessen Geburt übertragen wurden.

3. **Verletzungen, die das Kind während der Geburt erleidet.**

   a) Solche durch Druck des Vorberges oder anderer Knochen=Vorsprünge am Becken, z. B. am Schädel des Kindes, und Zerreißungen mit Blutaustritten (außerhalb oder innerhalb des Schädels) infolge zu starken Übereinanderschiebens der Kopf=Knochen.

   b) Verletzungen, die das Kind bei geburts=hilflichen Operationen oder bei Sturz=Geburten erleidet, z. B. Arm=Brüche, Leber=Zerreißungen.

   c) Die Lungen=Entzündung, die infolge von Einatmen von Fruchtwasser mit Woll=haaren oder Kinds=Pech in den ersten Tagen nach der Geburt entsteht.

4. Endlich einige Erkrankungen, die erst nach der Geburt entstehen, aber nur bei Neugeborenen möglich sind.

   a) Erkrankungen durch Infektion der Nabel=Wunde.

   b) Nach=Blutungen aus der Nabel=Wunde.

   c) Die sog. „Melaena", d. s. schwere Darm=Blutungen bei Neugeborenen.

377. Fr. **Was verstehen wir unter „Scheintod" der Neugeborenen?**

A. Unter Scheintod der Neugeborenen verstehen wir den Zustand, in welchem das Kind sich in Erstickungsnot befindet, keine Bewegungen macht, nur schwachen Herzschlag hat und nur manchmal einzelne seltene Atemzüge macht.

378. Fr. **Welche Arten von Scheintod unterscheiden wir bei Neugeborenen?**

A. Wir unterscheiden den blauen und den bleichen Scheintod, je nachdem die Kinder blaurot, gedunsen, gleichsam geschwollen aussehen und in der Nabelschnur noch den Pulsschlag fühlen lassen 2c., oder bleich, welk und schlaff aussehen und in der Nabelschnur keinen oder nur ganz schwachen Pulsschlag fühlen lassen.

379. Fr. **Was hat die Hebamme beim blauen Scheintode Neugeborener zu tun?**

A. Beim blauen Scheintod, welcher der geringgradigere ist, klopfe die Hebamme mit mäßig kräftigen, langsam wiederholten Schlägen der flachen Hand den Hintern und Rücken, spritze mit der Hand kräftig kaltes Wasser auf die Haut des Kindes, streiche dem Kinde mit der in kaltes Wasser getauchten Hand einige Male über Gesicht und Brust. Damit wird fortgefahren, bis das Kind regelmäßig atmet und anhaltend und laut schreit. Treten diese Lebensäußerungen nicht bald ein, so nable die Hebamme das Kind ab, lege das Kind in ein warmes Bad und bewege es hin und her. Dann fasse die Hebamme das Kind bei den Schultern und tauche es schnell bis an den Hals in einen Eimer voll kalten Wassers, ziehe es sofort wieder heraus usf., bis das Kind zu atmen und schreien anfängt. Kommt trotz dieser Behandlung das Kind nicht zum Leben, so gehe sie zum Verfahren bei dem bleichen Scheintode über.

380. Fr. **Was muß die Hebamme beim bleichen Scheintode Neugeborener tun?**

A. Beim bleichen Scheintode wird das Kind sofort abgenabelt, etwa im Mund befindlicher Schleim entfernt und zur Einleitung der künstlichen Atmung durch die Schultze'schen Schwingungen übergegangen.

381. Fr. **Warum ist es zwecklos, bei blassem Scheintod Hautreize anzuwenden?**

A. Weil die Kinder bei blassem Scheintod durch die große Menge der in ihrem Blut angesammelten Kohlensäure gewissermaßen so tief narkotisiert sind, daß Haut-Reize und ähnliches keinerlei Wirkung mehr hat.

382. Fr. **Was muß bei Scheintod und bei allen künstlichen Atmungs-Versuchen immer vor allem geschehen, und warum?**

A. Vor allem, d. h. bevor noch irgendwelche Reize angewendet oder gar künstliche Atmungs-Bewegungen ausgeführt werden, muß das durch vorzeitiges Atmen etwa schon in die Luft-Röhre oder noch tiefer eingedrungene, vielleicht verunreinigte Fruchtwasser und der Schleim herausbefördert werden, und zwar:
Entweder dadurch, daß man das Kind an den Füßen mit dem Kopf nach unten hält, und sanft auf den Rücken klopft, oder durch Ansaugen mittels des in den Mund bis in den Kehlkopf-Eingang eingeführten Luft-Katheters, denn:
Sonst würde schon durch die ersten Atembewegungen das, was bisher nur in den oberen Luftwegen steckt, tiefer hinein und schließlich bis in die Lungen gelangen, und die Folge davon wäre die in Fr. 376/3c erwähnte Lungenentzündung.

383. Fr. **Wie werden die Schultzeschen Schwingungen ausgeführt?**

A. Zu diesem Zwecke ergreift die Hebamme das Kind

so, daß ihre Daumen auf die Vorderseite der Brust, die Zeigefinger unter die Achseln, die übrigen Finger auf den Rücken des Kindes zu liegen kommen, während das Gesicht von ihr abgewandt ist. Hierauf schwingt sie das zuerst ganz nach abwärts gehaltene Kind nach oben, so daß der untere Teil des Kindeskörpers zu ihr langsam übersinkt, wodurch die Brust stark zusammengedrückt und eine kräftige Ausatmung erzeugt wird. Um die Einatmung zu bewirken, wird der kindliche Körper mit einem Schwunge in die Anfangsstellung zurückgebracht. Mit diesen Schwingungen fährt man fort, bis freiwillige Atmung eintritt oder der Herzschlag aufhört. Nach ungefähr zehn solcher Schwingungen bringt man das Kind ins warme Bad zurück, reibt es tüchtig ab usf., wie sie in Fr. 379 angegeben ist.

384. Fr. **Wie hat sich die Hebamme bei Entdeckung von angeborenen Mißbildungen, Fehlern und Verunstaltungen am Körper des Kindes zu verhalten?**

A. Angeborene Fehler und Verunstaltungen des Körpers, wie z. B. Afterverschluß, Hasenscharte, Klumpfuß, Muttermäler 2c. sollen den Wöchnerinnen nicht sogleich, sondern später, am besten durch die Angehörigen mitgeteilt werden, immer muß aber sofort ein Arzt zugezogen werden.

385. Fr. **Was kann die Hebamme bei einer Kopfgeschwulst des Neugeborenen tun?**

A. Die Kopfgeschwulst bedarf in der Regel keiner weiteren Behandlung. Besteht sie länger oder handelt es sich um eine Kopf=Blut=Geschwulst, so ziehe man einen Arzt zu Rate.

386. Fr. **Wodurch unterscheidet sich die sog. „Kopf=Blut=Geschwulst" von der gewöhnlichen Kinds=Geschwulst am Kopfe?**

A. Die gewöhnliche Kopf=Geschwulst sitzt in der

Haut des Kopfes, also über der Knochen=Haut, erstreckt sich daher in der Regel über mehrere Kopf=Knochen und besteht größtenteils aus wässeriger, wenig blutiger Flüssigkeit.

Die Kopf=Blut=Geschwulst dagegen sitzt unter der Knochen=Haut eines oder mehrerer Kopfknochen, also zwischen dieser und dem betreffenden Knochen, reicht daher stets nur bis zum Knochen=Rande, d. h. bis zur nächsten Naht, und besteht aus reinem Blut.

387. Fr. **Was kann die Hebamme bei Wundsein und Entzündungen des Nabels der Kinder tun?**

A. Bei Wundsein und Entzündungen des Nabels ziehe man einen Arzt bei; bei Blutungen aus dem Nabel drücke man bis zur Ankunft des Arztes reine Wundwatte mit den Fingern auf. Mit bloßen Fingern soll die Wunde nicht berührt werden.

388. Fr. **Was kann die Hebamme bei Wasser=, Nabel= und anderen Unterleibsbrüchen bei Kindern tun?**

A. Bei Wasserbrüchen, Nabelbrüchen und anderen Unterleibsbrüchen übernimmt der Arzt die Behandlung.

389. Fr. **Wie erkennt die Hebamme die Augenentzündung der Neugeborenen?**

A. Die Augenlider sind geschwollen, verklebt und gerötet. Bald quillt aus den Augenlidspalten eine dunkelgelbe, wässerige Flüssigkeit hervor, welche später eine schleimige und rahmig=eitrige Beschaffenheit annimmt. Meist werden beide Augen befallen.

390. Fr. **Woher kommt die Augenentzündung und wie läßt sich dieselbe verhüten?**

A. Die Augenentzündung der Neugeborenen kommt dann zustande, wenn dem Kinde bei der Geburt aus der Scheide der Mutter bösartiger Schleim= oder Eiterfluß oder damit verunreinigtes Badewasser beim Aus=

waschen der Augen in die Lidspalte eingedrungen ist. Deshalb muß die Hebamme bei Kindern solcher Frauen, welche nachweisbar an Schleim= oder Eiterfluß (auch bei Weißfluß) leiden, doppelt sorgfältig sein, darf aber nicht vergessen, daß dieser Schleim= oder Eiterfluß auch da sein kann, ohne bemerkt worden zu sein.

Zur Verhütung der Augenentzündung werden, wie bereits bei Fr. 175 erwähnt und weiter ausgeführt ist, jedem Neugeborenen unmittelbar nach der Geburt und noch vor der Abnabelung des Kindes in jedes Auge zwei bis drei Tropfen einer der in Fr. 176 genannten Silberlösung eingeträufelt usw.

391. Fr. Was hat die Hebamme bei Augenentzündung der Neugeborenen zu tun?

A. Sie hat nicht nur bei ausgesprochener Augen= entzündung, sondern auch schon beim Verdachte auf eine solche, sofort und immer den Arzt rufen zu lassen, da in wenigen Stunden schon die größte Gefahr für das erkrankte Auge eintreten und das Kind unheilbar erblinden kann. Bis zur Ankunft des Arztes reinige sie stündlich mit reinem abgekochtem, lauwarmem Wasser und reiner Verband= watte oder reinem bzw. jedesmal frisch genommenen Leinwandläppchen sanft, ohne Druck und Reiben ab= wischend, die Augen äußerlich von dem hervorquellenden Schleim und Eiter und verbrenne das benützte Stück Watte oder Leinwand sofort. Ist nur ein Auge krank, so bewahre sie das gesunde sorgfältig vor Ansteckung, indem sie zu dem Reinigen des gesunden Auges ja nicht dasselbe Bäuschchen oder Läppchen be= nützt, mit welchem das kranke Auge gereinigt wird.

Auch muß das Kind immer auf die Seite des kranken Auges gelegt werden, damit die Ab= sonderung des kranken Auges nicht an oder in das gesunde Auge fließen kann.

Die Hebamme hüte sich vor Selbstansteckung ihrer Augen und mache die Angehörigen auf die ansteckenden und gefährlichen Eigenschaften solcher Augenentzündungen bzw. Absonderungen bei denselben aufmerksam, damit ja nicht etwa andere in der Familie vorhandene gesunde Kinder mit dem augenkranken Kinde in nähere Berührung kommen und angesteckt werden. Jeder Fall von Augenentzündung muß sofort dem Bezirksarzte angezeigt werden.

392. Fr. **Was kann die Hebamme gegen Schwämmchen der Kinder tun?**

A. Gegen die Schwämmchen (Heb= oder Mehlmund) ist das oftmalige schonende Reinigen mit einem in reines, bzw. gekochtes Wasser getauchtem Leinwandläppchen meistens hinreichend. Der Schnuller werde beseitigt, die Saugflasche rein gehalten. Bei hochgradiger Erkrankung und hartnäckigem Verlaufe ist ärztlicher Rat einzuholen.

393. Fr. **Was tut die Hebamme bei Erbrechen und Durchfall des Kindes?**

A. Bei Erbrechen und Durchfall des Kindes läßt die Hebamme Milch und sonstige Nahrung weg und gibt bis zur Ankunft des Arztes Abkochungen von Kamillentee, Fencheltee oder Gerstenwasser.

394. Fr. **Was kann die Hebamme bei angeschwollenen Brüstchen der Kleinen tun?**

A. Angeschwollene Brüstchen dürfen ja nicht ausgedrückt werden, sondern man bestreiche sie mit warmem Mandelöl und lege etwas Watte darüber; geht die Entzündung nicht gleich zurück, so ist der Arzt am Platze.

395. Fr. **Was tut die Hebamme bei Leibschmerz und Verstopfung der kleinen Kinder am besten?**

A. Bei Leibschmerz und Verstopfung ist häufig ein Einlauf von dünnem Kamillentee sehr nützlich und Nahrungsänderung sehr angezeigt, welche der Arzt bestimmen wird. Bei anhaltenden Verstopfungen kann man zur Beförderung der Darmentleerung neben einem Einlauf von ca. ½ Quart. lauwarmem Wasser sogenannte Stuhlzäpfchen anwenden, die aus harter Kernseife, ungefähr 3 cm lang und 1 cm dick, soweit in den After hineingeschoben werden, daß sie hinter den Schließmuskel verschwinden.

396. Fr. **Was kann die Hebamme bei sog. Schlucken des Kindes tun?**

A. Beim sogenannten Schlucken („Hätscher") läßt man das Kind langsam und öfter unterbrochen trinken.

397. Fr. **Was tut die Hebamme bei Krämpfen des Kindes?**

A. Bei Krämpfen (Fraisen), welche gar verschiedene Ursachen haben können, rufe die Hebamme immer den Arzt.

398. Fr. **Wie hat sich die Hebamme bei Friesel und Rotlauf des Kindes zu verhalten?**

A. Gegen den Friesel, welcher meist durch zu warme Bekleidung des Kindes erzeugt wird, wende man warme Bäder und mäßige Bedeckung des Kindes an; bei Rotlauf ist immer der Arzt zu rufen.

399. Fr. **Was kann die Hebamme gegen den sog. Gneis des Kopfes tun?**

A. Der sogenannte Gneis (Schuppenbelag des Kopfes) wird am besten täglich mit warmem Seifenwasser aus reiner Kernseife abgewaschen oder mit reinem Salatöl aufgeweicht. Außerdem befrage man den Arzt.

400. Fr. **Wie hat sich die Hebamme bei Wundsein der Haut des Kindes zu verhalten?**

A. Gegen das Wundsein der Haut, besonders an den Geschlechtsteilen, Hinterbacken, Schenkelbeugen, an der Achselhöhle und dem Halse sorge die Hebamme vor allem, daß die Kinder niemals lange in nassen oder unreinen Windeln liegen bleiben, lasse die wunden Stellen täglich mehrmals mit frischem, reinem Wasser auswaschen, namentlich nach jedem Urinlassen und nach jeder Darmentleerung und sorge für gut ausgewaschene und getrocknete weiche Windeln. Außerdem sollen im Bade die wunden und nässenden Hautfalten mit weichen Läppchen oder reiner Verbandwatte ausgetupft und dann nach dem Bade mittels eines feinen Leinwandbeutels mit Bärlappsamen („Stupp=Pulver") eingestreut werden. Sind die wunden Stellen hart und geschwollen oder sind kleine Geschwürchen darauf, so lasse die Hebamme den Arzt rufen. Rötung der Haut um den After herum ist ein Zeichen von Störung der Verdauung.

401. Fr. **Was tut die Hebamme am besten bei Knochen= brüchen und sonstigen Verletzungen der Neu= geborenen?**

A. Bei Knochenbrüchen oder sonstigen Ver= letzungen des Kindes durch die Geburt übernimmt immer der Arzt die Behandlung.

402. Fr. **Was kann die Hebamme bei Ohrenfluß des Kindes tun?**

A. Das betreffende kranke Ohr mit reiner Watte und abgekochtem Wasser reinigen und sofort einen Arzt beiziehen, da das Kind sonst Schaden leiden oder gar taub werden könnte.

403. Fr. **Wie verhält sich die Hebamme bei Entdeckung von Blasenausschlag (Schälblasen) bei Kindern?**

A. Sie hat unter allen Umständen auf Zuziehung eines Arztes zu bringen, da der stecknadelkopf= bis erbsen= große Bläschenausschlag bösartig, d. h. ansteckend und schwer heilbar sein kann. Sie darf ein an Schälblasen erkranktes Kind nicht weiter berühren und muß die Pflege desselben einer anderen Person überlassen. Auch muß die Hebamme nach Feststellung dieser Krankheit sich selbst sowie ihre Kleider und Instrumente gründlich desinfizieren.

MIX
Papier aus verantwortungsvollen Quellen
Paper from responsible sources
FSC® C105338

If you have any concerns about our products,
you can contact us on
ProductSafety@springernature.com

In case Publisher is established outside the EU,
the EU authorized representative is:
**Springer Nature Customer Service Center GmbH
Europaplatz 3, 69115 Heidelberg, Germany**

Printed by Libri Plureos GmbH
in Hamburg, Germany